养脾胃就是养命

一本从3岁到90岁都受益的脾胃调养大全

翟煦◎主编

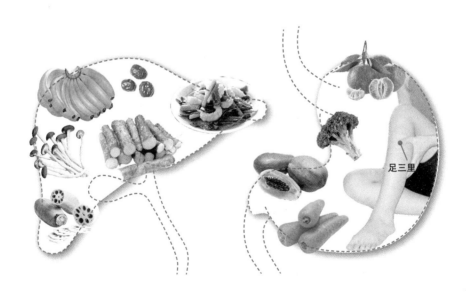

足三里

江西科学技术出版社

不花钱就能拥有好脾胃

随着生活节奏的加快，自然环境变得糟糕，人们的身体和精神都面临着更大的挑战与压力，经常不按规律吃饭、熬夜加班、吸烟喝酒等，这些不良的生活习惯慢慢吞噬着我们的身体。看似不经意的小习惯，竟然一点点地伤害着我们的脾胃健康。

"百病皆由脾胃衰而生也"，可以说脾胃对于人体的健康非常重要。脾胃是人体的"气血之源"，它对人体的营养吸收及运输起着非常重要的作用，负责人体的食物消化，维持人体的新陈代谢，脾胃还有促进体内废弃物排出的作用。脾胃气充足，人体的其他器官才能和谐运转。

中医讲，脾胃是人体的"水谷气血之海"，脾胃不好，人的身体就会发虚。如果脾胃功能不正常，人体所需营养得不到及时补充和供应，身体中的各个器官都无法正常工作。本应明亮清澈的眼睛会由于脾胃虚弱而发红、干涩，女人会变成黄脸婆，男人在工作中会变得烦躁、效率低下。

如果想拥有好的身体，首先要有好的脾胃。毫不夸张地说，养命先要养好脾胃。

　　想要养好脾胃首先应该了解脾胃。本书在第一章中详细介绍了人体的气血之源——脾胃，细致深入地讲解了脾胃的功效与作用，指出我们七大预示着脾胃可能出问题的救命信号，以及平时最容易危害脾胃的事情。脾胃的保健非常讲究，生活中的各种细节都要加以注意。在本书的第二三章我们详细讲解了如何从生活习惯及精神方面去保养脾胃，以及增强脾胃功效的运动方法。脾胃作为身体的后天之本，与饮食有着很大的关系。

　　本书第四章细述养脾胃应该怎么吃，哪些食材对调理脾胃有很好的功效，哪些食物尽量不吃或是少吃。让大家通过饮食调养，吃出好脾胃。男女老幼身体素质条件各不相同，养护脾胃的方法自然也要因人而异。第五章教给我们男女、老人及孩子最适合自身的调理方法。第六章讲述了春夏秋冬保养脾胃需要遵循的原则，一年四季，寒热温凉的气候变化影响着我们身体生理功能的发挥，拥有好的脾胃必须顺应节气的变化调整自己的生活方式。最后一章从基本脾胃病知识入手，帮助大家更好地认识脾胃疾病，对症解决脾胃问题。

　　脾胃顺则身体优，可以说舒适、安稳的和谐生活离不开好的身体，而作为为人体提供能量的脾胃更需要我们重点养护与保健。从这本书开始，让我们在日常生活中保养出一个好脾胃。

编者

2015 年 2 月

目录
Contents

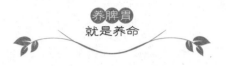

第一章
养脾胃·识
脾胃功效大揭密

第二章
养脾胃·调
好习惯打造好脾胃

第四章
养脾胃·补
日常饮食吃出健康脾胃

第五章
养脾胃·男女及老幼

男女老幼都要了解的脾胃知识

第六章
养脾胃·四季
应对不同季节的脾胃保养法则

第一章
养脾胃·识

脾胃功效大揭密

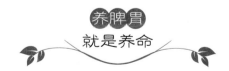

脾胃问题是中国人最重要的健康问题。经常口臭、火气大都是胃中有火表现。如果饭后总容易肚子胀，还会伴有腹泻，说明脾胃不和，胃肠虚弱。为了让大家对脾胃保养有正确的认识，这一章我们详细介绍了脾胃的基本知识和功效作用，帮助大家全面熟悉脾胃。

小信号预示着你的脾胃出现大问题

> 很多人总是认为自己的身体很好，但往往会突发疾病，这时才意识到自己的身体出了问题。其实，我们的身体会发出很多小信号来提示我们，只不过我们没有留心注意。接下来就让我们了解下常见的脾胃问题小信号。

牙龈肿痛，口臭火气大，多半是胃中有火

很多人常常会有牙龈肿痛、口臭火气大等问题，很多人会误以为是肝出了问题，其实真正的原因来源于脾胃，都是胃中火气盛惹的祸。

脾胃主管消化和吸收，长期熬夜、加班工作、饮食不规律等不健康的生活习惯，就会引起牙龈发炎、肿痛。这是由于不良的习惯伤害到了脾经胃经正常的运行，当脾经和胃经走到下牙龈的部位时就会出现发炎的症状，引起牙龈肿痛。

口气是否新鲜是脾胃健康最直观的信号。脾经散布在舌下，当脾胃出现问题，我们起床时会有明显的口臭现象，严重时，还会出现恶心、反胃等现象。脾跟胃相辅相成共同组成消化系统，脾胃的消化功能出现问题，势必会影响身体其他器官对营养元素的吸收和转化，多年口臭就是身体各脏腑紊乱

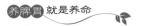

失调所引起的。

对于口气难闻的朋友来说，调治胃中火气是关键。平常要少吃些羊肉、草鱼、红糖等温性食物。要尽量多吃绿豆、豆腐或者苦瓜。另外，可以经常食用一些利湿的食物，例如薏米、扁豆等豆类。还有蜂蜜、花粉、淮山、山楂等健脾养胃的食物也会收到很好的效果。

> **脾胃不好，口气出问题**
>
> 脾胃主管消化和吸收，当脾胃出现问题，我们隔天起床时常常会有明显的口臭现象，过于严重时还会有较多的胃液分泌，导致胃酸过多。

做饭的时候，我们可以多放生姜，并且把做好的生姜吃掉。胃有问题的人口气一般不好，吃姜能有效改善口臭。

另外还要多注意腹部保暖。寒痛时可以在肚子上加个热水袋。经常多做一些运动，例如下蹲、转体、仰卧起坐等。也可经常按摩腹部，按摩足三里、太溪、昆仑等穴位对暖胃有很好的功效。

鼻头发红，留心脾胃问题

五官可以给我们的身体发出健康的信号，比如说鼻子，就能够反映出我们脾胃的健康状况。

脾胃的经脉和鼻子是相连的。当鼻腔变得干燥、嗅觉不灵敏，总是流清鼻涕，或者鼻子出血时，可能就是脾胃虚弱所导致的。鼻头的部位主脾，鼻头的两侧鼻翼主胃，用手摸摸

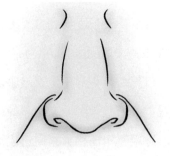

✦ 鼻头发红代表脾胃有热证，鼻头发白是脾虚的症状。

鼻头会发现有一个小坑，以小坑为中心，周围就是反映脾的生理功能、病理变化最明显的区域。

如果我们整个的鼻头包括鼻翼都发红，那就是说明有脾胃热证，而且是实热。有脾胃热的朋友往往特别能吃，因为胃中有火，饭量会变得很大。也特别容易饥饿，明明才吃完一会儿，还是会觉得饿。这样的朋友可以抽出一些时间按摩足三里穴，每次5分钟，每天2~3次，就可以缓解脾胃热的症状。如果同时配合按摩胃经的内庭穴（在足第二趾、第三趾趾缝之间），那么效果就更佳了。

如果鼻头是淡白色，里面透着一种不自然的青光，偶尔还会伴有腹痛，这种情况意味着气虚是脾胃虚弱导致的。对于脾胃虚弱的朋友，可以多补充豆类食物。日常饮食中多吃一些豌豆、刀豆等。

鼻头最忌讳出现黑灰色。当我们的鼻头出现青灰色的时候，说明脾胃或者身体某些器官出现了比较严重的问题，一般来说都是病情危重的标志，这个时候我们最好要及时去医院检查一下身体。

鼻子主脾胃，通过鼻子我们能观察到脾胃疾病

当我们的脾胃出现问题，会发现鼻子首先会给我们发出讯号。鼻头变红往往是脾胃热，如果鼻头是淡白色则代表气虚。

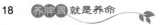
饭后肚子胀，留心脾胃不和

日常生活中，不少人在饭后经常会出现腹胀的情况，通常还会伴有食欲减退、不想吃饭、打嗝等症状。出现这种情况主要是脾胃出现了问题，甚至存在患有慢性胃炎的可能性。可以说饭后肚子胀是身体发给我们的讯号，告知我们脾胃不和，需要我们加以注意。

> **常喝冷饮容易肚子胀**
>
> 很多朋友喜欢喝冰镇的饮料，觉得喝起来很爽口又解渴，其实过于冰冷的饮料很容易引起肠胃不适，造成腹胀、腹痛。另外，碳酸类或者果酸类的饮料一次性喝太多也容易引起腹胀、腹痛。

饭后肚子胀并且会常常腹泻，多半是胃肠虚弱。这是因为当身体的

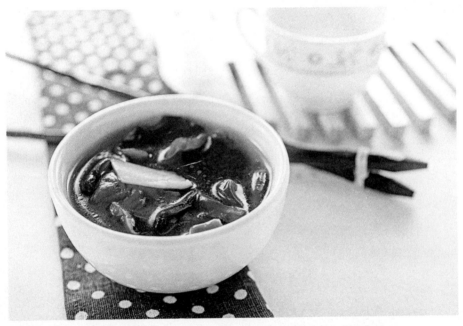

✦ 蘑菇木耳汤能够有效缓解饭后肚子胀的问题，会加速肠道蠕动排出有害物质。

健康原动力不足，我们对食物的消化、吸收、转化、利用的能力就会下降，胃肠消化酶分泌量减少，我们所摄入的食物不能被完整地消化吸收，会滞留在胃肠道内发生异常酵解，由气体的产生所致。对此，我们不能掉以轻心，要及时注意身体对我们发出的讯号。

大部分现代人在饮食上都较为精细，肠道功能下降，就会造成肠道蠕动能力降低。为了缓解饭后肚子胀，我们可以在饮食上采用一些小妙招。

第一，补充酵素。 酵素能够给肠道内补充活力，可以有效地恢复肠胃的蠕动能力，酵素可以增强胃脏分解食物能力，促进肠道蠕动，可以让食物的营养被快速消化吸收。这是改善便秘清肠毒的好方法，不会伤害肠道，长期食用有助于保持肠道年轻有活力。

第二，多吃膳食纤维的食物。 食物中膳食纤维分水溶性和不溶性两种，前者能软化体内堆积的废弃物，增加肠道益生菌数量，调整人体内的微生态平衡。后者能在肠道内吸水膨胀，刺激肠壁，加快肠道蠕动以及吸附有害物质，并将其排出体外。富含这两种膳食纤维的食物有各种粗粮杂豆，比如糙米、红豆、绿豆、芸豆等；菌藻类食物，如木耳、海带等。

第三，多补充寡糖。 寡糖又被称为低聚糖，是碳水化合物的一种，能有助于调整肠道环境。最新的研究表明，富含寡糖的食物如大蒜、咖啡、玉米、蜂蜜、各类豆制品等能够有效促进胃肠蠕动。

另外，我们也要加强运动，可以多按摩肚脐周围，加强胃肠道的蠕动。每晚睡觉前可以平躺在床上，用手掌顺时针按摩肚子30下。

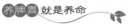 ## 手脚冰凉，脾胃虚寒的信号

看手脚知健康，手脚冰凉，脚易抽筋，这都是身体给我们的健康发出的信号。

很多朋友到了秋冬季节，身上穿着厚厚的外套，手脚还是会经常性地发冷。很多朋友并没有引起注意，其实这些症状是与身体其他器官的衰老和疾病相对应的，也代表着出现了脾胃虚寒的问题。

拿脚部来说，很多女性朋友到了冬天，脚冰冰凉，穿再厚的袜子、棉鞋还是感到一层凉意。其实，这都是脾胃虚寒惹的祸。脾胃虚寒导致血液循环不畅，就会手脚冰凉。手脚如果经常冰凉，并且伴随指甲变成紫红色，则很可能是动脉栓塞的早期征兆，这个时候我们需要及早去医院进行检查。

还有的朋友会容易在睡觉时脚抽筋，这可能是白天站立姿势不正确引起的。出现这些现象时，睡觉的时候可将脚稍微垫高。有的朋友经常会指头肿痛或者麻木，其实也是脾胃虚寒的一种表现。如果脚趾头、脚板麻痛感严重，还有刺痛烧灼感，可能与糖尿病有关。如果脚的胀痛感多于麻木感，很可能是深静脉栓塞。

为了缓解手脚冰凉，从根本上预防、治疗脾胃虚寒，生活中我们要注

> ### 脾胃虚寒导致手脚冰凉
>
> 冬天一到，很多女性朋友总容易手脚冰凉，其实这都是脾胃虚寒、血液循环不畅导致的。

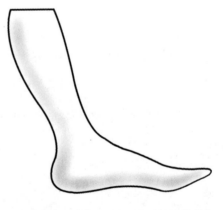

✦ 我们的双脚就可以传递脾胃是否健康的信号，在生活中要留心自己身体。

意多保暖、多补钙，也要加大运动量，促进血液循环。每天晚上多用温水泡脚，长时间后会有明显的改善效果。

脾胃虚寒的朋友大部分都是由于饮食不当等原因而引起的，适当多食用温补脾胃的食物能够使人体恢复得更好。日常可以多食用具有健脾补气、温暖肠胃、祛寒的食物，如羊肉、鸡肉、牛肚、草鱼、红糖等。

需要注意的是如果天气一冷，就感觉全身发冷，尤其手脚冰凉的受不了，这种情况，也就是一般所俗称的"冷底"或是"寒底"，我们还是要到医院做检查为好。

眼睛红肿、眼袋过大，脾虚的症状

早上起床的时候，很多人眼睛总是肿的，还有很明显的眼袋，用了很多高级的化妆品也没有明显的改善。其实，眼睛容易红肿、眼袋过大，是脾虚的表现，是我们的眼睛在提醒我们，要开始关注脾胃的健康。

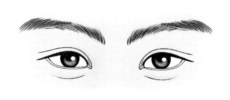

✦ 如果眼睛经常红肿、眼袋过大说明我们的脾胃较为虚弱，要及时加以注意。

气血充足，我们的面色才会红润，毛发才会光亮润泽，身体不易生病。如果气血之源不足，那么就会出现面色萎黄，毛发枯萎、无光泽的现象，这个时候身体极易受到细菌的侵入，很容易引发疾病，出现脱发等现象。

津液是来自脾胃运化的营养物质，如果脾胃运化失常，就会破坏津液的代谢平衡，进而导致津液生成不足，水液停滞不动，直接影响到人的身体健康。脾胃不好容易气血不足，进而影响到肝，所以眼睛容易疲劳，看不清东西。

有脾虚症状的朋友要尽早改善这种身体状况：

第一，应该遵守饮食调养基本原则。三餐定时、定量，平时多吃易消化的食物，少吃刺激性和难于消化的食物，生冷的食物要尽量少吃。

第二，还要有适当的体育锻炼。体育锻炼能增强人体的胃肠功能，使胃肠蠕动加强，促进食物的消化和营养成分的吸收，推迟消化系统的老化。

第三，睡眠质量一定要保证。早睡早起，少熬夜，熬夜最容易导致脾虚。

第四，保持积极向上、轻松乐观的情绪。好心情会让人体气血畅通，使身体保持健康状态。

脾胃不好，视力容易受到影响

脾胃不好容易气血不足，进而影响到肝，所以眼睛容易疲劳，看不清东西。

脸色蜡黄、嘴唇无血色，脾气不足的前兆

爱美是女人的天性，为了白皙的皮肤很多朋友常去做美容保健，可是效果却不是很好。如果脸色经常蜡黄、嘴唇无血色，单靠外部化妆品的调养是行不通的，因为是内部的健康系统出现了问题，要从内部调养入手，才能真正拥有好的身体。

脸色不好，是脾气不足的前兆。脾气不足的人常常会觉得身体非常疲倦，身体经常过热，总是觉得口渴，尿少而黄，最主要的就是面色会发黄。嘴唇也可以直观地表现出脾气不足。一般来说，脾胃好的人嘴唇是红润的，干湿适度，润滑有光。而脾胃不好的人嘴唇会发白、没有血色，显得非常干燥，容易爆皮、裂口子。

脾气不足主要是脾胃运化能力下降，影响营养的吸收，是由于饮食习惯不规律，贪食甜食和油腻的食物，饮酒过度，火气郁结所造成

脾气不足，嘴唇知道

脾胃健康的人嘴唇通常都是红润的。反之，如果我们的嘴唇总是发白、没有血色，那就是说明脾胃出了问题，需要加以关注。

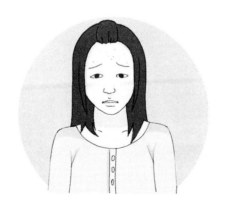

✦ 皮肤发黄、嘴唇干燥都是脾气不足惹的祸。

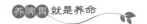

的。治疗脾气不足要以清热利湿为主，尽量不要依赖药物治疗，生活上的调节是主要的。饮食要有节制，睡眠要规律，避免吃刺激性食物，戒烟戒酒，保持心情舒畅，避免急躁易怒，适量运动。最重要的是做到早睡早起，不熬夜。

睡觉流口水，有可能是脾虚

除了眼睛、口鼻会给我们的健康发出讯号，从睡觉时的表现也能看出脾胃的好坏。睡觉时流口水也是我们脾胃出现问题的一个征兆。

睡觉时会流口水，是脾气不足的一种表现。"脾主涎"，这个"涎"是脾之水、脾之气的外在表现。一个人的脾气如果充足，涎液才能正常传输，会帮助我们吞咽和进行食物地消化，会老老实实待在口腔里，不会溢出。但是

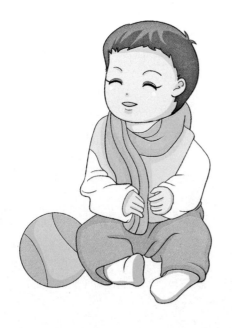

✦ 小孩子一般口腔容量较小，不会吞咽、调节口腔内的口水，因此经常会流口水，属于正常的现象。

如果我们的脾气变得虚弱，"涎"就不听话了，睡觉时往往就会流口水。

脾胃的主要作用是运化食物中的营养物质，输布水液，以及统摄血液。一旦我们的脾脏变得虚弱，那么运化作用就会失常，除了会导致我们面色萎黄、精神疲惫以及营养吸收的障碍，另一个直接的表现就是睡觉会流口水。

治疗睡觉流口水，可从健脾入手进行调理。

第一，平常生活中我们可以多服食健脾固肾的中药调补，如莲子、红豆和山药，还可以加入党参。

第二，要养成良好的饮食习惯，饭后不要立即就睡觉。晚饭不要吃得过多，少吃油腻、粘糯等不易消化的食物。

第三，要养成饭后漱口、睡前刷牙等良好的卫生习惯，以减少口腔内炎症的发生。

第四，睡前不要做剧烈的运动，减少睡前用脑的情况。

睡觉流口水注意脾虚问题

我们常说流口水是小孩子才会有的现象，其实如果我们脾胃虚弱即使年纪变大也会流口水。

认识人的气血之源——脾胃

我们身体中的胃和脾相互配合，才能将营养供应至全身，帮助我们身体得以和谐地运转。胃的主要功能是将食物进行初步的消化，脾的主要功能就是将营养输送到全身。脾胃能帮助人体获得能量，也是维持正常新陈代谢的关键。

脾胃是人体的后天之本，养生要重视脾胃

中医里有句话说得好："百病皆由脾胃衰而生也"，可见脾胃在我们的身体中起着非常重要的作用。我们身体中所需要的能量，都是由脾胃将食物转化而得来的。脾胃是人生存的根本即"后天之本"。脾是五脏之一，性质属阴，胃是六腑之一，性质为阳，脾胃互为表里，因此虽然脾胃是人体两个不同的器官，但却联结密切、共同运作。

先来说胃，胃的主要功能是受纳和腐熟。所谓受纳就是接受和容纳，腐熟就是食物经过胃的初步消化，变成粥一样的半液体物质即食糜。食物的营养是我们人体的生理活动和气血津液的来源，因此可以说胃是"水谷气血之海"。胃气充足是我们身体健康的保障。

营养的吸收单靠胃是不够的，胃必须要和脾来配合，才能将营养供应至

脾胃是脏腑的中心

肾是先天之本，脾胃是后天之本。脾胃作为脏腑的中心，与其它脏腑有着密切的联系，脾胃好了，我们的身体才能正常地消化食物、和谐运转，可见脾胃的重要性所在。

全身。脾的主要功能就是输送和吸收，食物在胃中进行消化后，剩下的要有赖于脾的输送和运转功能，向上将营养输运到肺，向下将营养输送到膀胱，这样才能为精、气、血、津液提供足够的养分，是人体获得有效能源和维持正常代谢的关键环节。

可见，身体营养元素的吸收离不开脾胃，"四季脾旺不受邪"，说明了在一年四季中，如果脾胃的功能旺盛，身体就不容易受到病邪的侵袭，由此可以看出脾胃在疾病治疗和养生中的重要性。脾胃居中土，是脏腑的中心，与其他脏腑关系很密切，脾胃患病很容易影响其他脏腑，而且根据五行关系，很容易出现相生相克的疾病传变现象。

脾胃作为人体的后天之本，要想有好的身体、健康的体魄，我们必须要重视对脾胃的保养。日常生活中我们就要对脾胃悉心调理，不要等

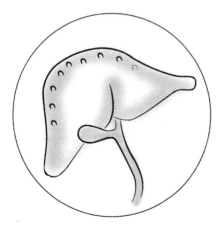

✦ 脾：输送和吸收营养
（图实为脾脏，此处代指脾）

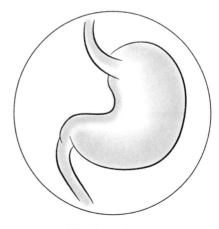

✦ 胃：受纳和腐熟食物

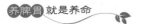

到脾胃出现问题时，才花大价钱去治疗。平常保护好胃气，尽量在饮食、精神、起居、劳逸等方面进行保养，以达到健脾和胃，延年益寿的目的。

人体的能量"加油站"——脾胃

正如行驶的汽车如果没有了汽油会熄火停车一样，脾胃是人体的能量"加油站"，脾胃掌管着我们身体中能量的吸收和分配。如果我们的脾胃不好，那营养的吸收和运输就会出现问题，器官得不到充足的营养就会降低自身机能，导致代谢减速，甚至最后还会罢工。长期下来，我们的身体就会出现各种问题，只有脾胃好了，人体所需能量充足了，我们的身体才能和谐高效地运转。

中医学称脾胃是水谷之海，气血之源，是维持人体正常活动的营养加工厂。脾胃处于身体的中间位置，相互为表里，脾为脏，胃为腑。胃主受纳，脾主运化。胃主降，脾主升。脾胃相互分工合作，使浊气下降，清气上升，维持着我们身体的饮食消化、吸收和废物的排出。脾胃功能与其他脏器组织有着很深厚的关系，直接影响着人的寿命，以及与疾病发生的相关性，脾胃在人体机能中有非常重要的作用。

脾胃作为我们身体的营养来源，为我们的身体提供能量：

第一，脾胃为四肢提供能量。 我们的四肢与身体需要脾胃供输的营养来维持正常的生理活

脾胃是人体的气血生化之源

我们的身体如果经常会觉得虚弱、四肢无力，又或者身体有营养不良等情况发生，很大程度上是因为我们的脾胃出了问题。脾胃可以帮助我们的身体吸收和运输能量，是气血的来源。

动。全身的肌肉会因此变得更丰满发达，并日趋强壮。如果我们的脾胃出现问题，会直接影响到我们的四肢变得营养不足、无力倦怠，很多人明明体重很足，手脚却没有劲儿，原因就在于脾胃虚弱。

第二，脾胃运化影响口味。我们口味的正常与否、食欲的好坏都与脾胃相关，如果脾胃的能量供给不足，那么就会出现口淡、口甜、口腻等口味异常的现象。

第三，脾胃与气血连结密切。一个人如果胃气强健，那么五脏的整体功能也会很旺盛，反之，如果脾失健运或者胃气虚弱，那么会使血液的生化不足，造成脾不统血，导致各种失血，可能引起心血不足等心脾症状。

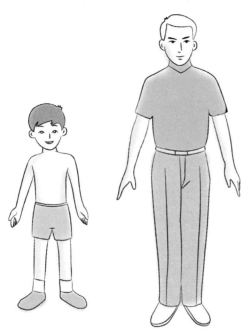

✦ 在我们成长发育过程中，脾胃起着吸收和运输营养的作用，正因为有着健康的脾胃，我们才能更好地成长。

脾胃作为人体的"仓廪"，是我们身体的能量的"加油站"，拥有好的脾胃我们的身体才会更加和谐、健康地运转。

帮助营养消化、吸收的"中转所"——脾胃

脾胃是人体气血生化的来源，器官发育、身体生长所需的一切营养物质都要靠脾胃供给，可以说，脾胃就是我们身体的"粮库"。

我们在进食的过程中，食物会先经过咀嚼，然后下咽至胃，由胃来接纳。之后胃会将食物腐熟变成食糜。这个时候就要发挥"脾主运化"的功能，将食糜运送到十二指肠、空肠。在这一系列的消化过程中，食物在胃肠激素的作用下，会促进胃蛋白酶等消化酶的大量分泌。而"脾气主升"这个时候就会将氨基酸、葡萄糖等营养物质，经气、血、津液的运行而遍布到全身。简单来说脾胃就是帮助我们身体进行营养消化、吸收的"中转所"。

肠胃吸收好了，我们的身体才能吸收更多的营养。但是，如果想要让脾胃能够最大程度上帮助消化，我们最好要遵守五个饮食小规律：

第一，要做到均衡饮食。现在人们饮食结构不太均衡，大鱼大肉吃得多，水果蔬菜摄入得少，这样就加重了肠胃负担，影响消化吸收，因此要均衡饮食，控制好肉类的摄入。

第二，要做到规律饮食。想让肠胃吸收好，一日三餐要按时吃，不能饥一顿饱一顿的，这样对肠胃损害非常大。

第三，适度饮食很重要。暴饮暴食对肠胃的刺激最大，饭吃七八分饱最好，不能看见好吃的就吃起来没完，不喜欢吃的就饿肚子。

第四，要选择健康的食物。自己在家做饭既干净又锻炼厨艺，不要经常吃饭店的菜，特别是街

暴饮暴食伤害肠胃功能

遇见好吃的往往会尽兴地大吃一顿，即使吃饱了也还会继续吃。经常这样暴饮暴食常会紊乱肠胃的消化功能，导致脾胃功能受损。

头小贩做的小菜、麻辣烫等，添加剂过多，大都是地沟油，特别伤肠胃。

第五，根据季节搭配食谱。我们应该根据季节变化调理饮食，不吃过于辛辣、偏凉的食物，以免对肠胃刺激过重。夏天天气炎热也要少吃凉类食物，冬天水果最好用开水或者其他加热方式稍微加热，减少对肠胃的刺激。

除了饮食上有各种技巧要注意，生活中还有很多小方法可以帮助肠胃提高消化能力：

第一，多喝酸奶。每天晚上睡觉前喝一杯酸奶，能补充肠道的有益菌，对修复和护理肠道非常有帮助。注意酸奶要选择益生菌含量多的，如果天气冷，酸奶要温一温，但不要用开水烫。

第二，腹部按摩。如果感觉肠胃不舒服，消化不好，可以自己进行简单的腹部按摩。一般按摩首先是中脘穴，位于胸骨下端和肚脐连线的中央。然后是天枢穴，位于肚脐左右两拇指宽处。按摩手法要轻柔，时间上可以自己掌控。

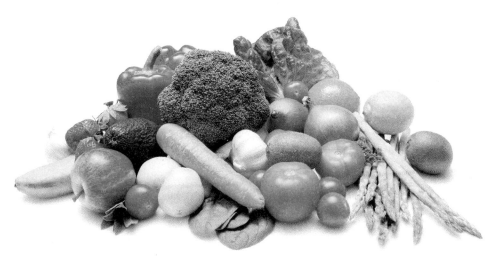

◆ 均衡的饮食是保证脾胃健康的首要条件，蔬菜和水果更有利于消化和吸收，能让脾胃更好地运转。

中国人常说"民以食为天"，脾胃作为我们的消化器官，是运化水谷精微的枢纽，脾胃的消化功能一定要顺畅。脾胃功能健全，营养吸收得好，整个人也就有精气神儿，能更好地投入到生活中。重视脾胃的保健，就是对我们自己的身体健康负责。

脾胃不和，气血两亏身体差

脾胃在我们身体中的运作，就好比汽车上的发动机，一旦汽车的发动机出现问题，那整个汽车的行驶也就面临着大问题。脾胃作为脏腑的中心，很大程度上决定着我们的身体是否能够应对繁忙的生活压力。

如果我们的脾胃不和，配合不协调，那我们的身体就会出现很多问题。

第一，脾胃不和，影响身体的血液循环。脾胃如果运转不协调，血液循环就会不通畅，进而影响到我们身体及内脏的运转，严重时甚至会影响到心脏造成供血不足，最后影响到我们的精神状态。

第二，脾胃虚弱，身体元气差。脾胃气如果不足，过于虚弱，就会影响我们身体的元气。整体对营养的吸收功能都会减弱。营养跟不上会紊乱我们的消化系统。会导致经常性头晕、四肢无力、脸色暗黄，长期以往这些小疾病会慢慢累积，直到拖垮我们的身体。

第三，脾胃不和谐，精神萎靡。身体消瘦、没有食欲、精神不集中，这些都是脾胃不和给我们的身体带来的负面影响。工作中没办法集中注意力，容易暴躁，很大程度上都是脾胃出了问题。

脾胃不和很大程度上影响了我们的身体状况。中医认为"思虑过度，脾气郁结，久则伤正，运化失常"。想要解决脾胃运转失常的问题，我们要避免以下几点：

第一，焦虑情绪不可取。脾胃不好，精神状态差。反之，经常抑郁、忧伤也会影响到脾胃的健康。在生活中，要尽量保持乐观的心态。

第二，拒绝吃饭不专心。边吃饭边思考问题，又或者把商务谈判、工作会议带到饭桌上的做法并不可取。吃饭最忌讳分神，会影响到脾胃的正常消化功能。

第三，少吃刺激性食物。饮食上要尽量避免吃一些刺激性和难于消化的食物，如酸辣、油炸、干硬和黏性大的食物，一些生冷性的食物也要尽量少吃，这些食物很容易加剧脾胃不和。

第四，不可囫囵吞枣，不加咀嚼地吞咽食物。细嚼慢咽是养胃的重要原则。如果有条件，推荐大家可以采取少食多餐的方式，即两次正餐间加一餐，每餐要少食，加餐多为茶点类。

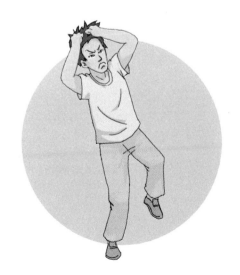

✦ 紧张、焦虑等不安情绪会危害脾胃健康，脾胃不能和谐的运转，人的气血就会供应不足，导致身体机能下降。

如果我们的脾胃已经出现了问题，那么我们就要积极应对。在中医的子午流注中，足阳明胃经流注时间为上午 7 ~ 9 点，足太阴脾经流注时间为上午 9 ~ 11 点。根据以上时间，我们可以制定一套相应的治理脾胃不和的法则：

第一，早餐要吃得饱。早餐应以主食、五谷为主。经常不吃早餐的人，脸色暗淡，没有光彩，所以一定要吃好早餐。

第二，中餐以主食 + 搭配的食物为宜。因为脾主运化，需靠高能量来运化水湿。另外，中餐不宜吃冰，最伤脾。现代人为了减肥常只吃菜不吃饭，或仅吃蔬菜和水果都是不够的。菜类一定要有青、赤、黄、白、黑五色和酸、苦、甘、辛、咸五味并重，主食则以五谷为重，才可长保健康，而且最好吃七分饱，节制饮食以养脾。

第三，晚安要吃好。晚餐最好在六点以前进行，并且不要多吃，保证营养即可。

脾胃调养好了，后天的运化得到调节，我们的身体才会体健少病。

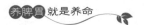 读懂各种脾胃症状：与脾胃相关的中医名词

在生活中我们常常会听见说脾虚或者胃虚，但是对这一概念并没有比较确切的了解，在这一节里向大家做一个小小的说明，方便大家更好地理解与脾胃相关的知识。

脾气虚：

脾气是我们中医里面特有的概念，我们身体的很多功能都是由脾气决定的。脾气虚其实就是指脾的运化功能发生了失调，不能按原本的功能正常工作，我们人体所需要的营养物质不能正常地被运输到全身，这样我们的健康

就会受到威胁。可以说，脾气好身体才结实。

脾气虚的症状：

平时容易乏力，饭后容易困倦。很多朋友会有吃过饭后觉得非常疲倦，容易打瞌睡的症状，这通常与脾气虚相关，因为身体过多的能量用于消化食物，大脑的供血量减少，会容易疲倦，头脑不清醒。

手脚软弱无力。我们身体的肌肉是归脾气所管的，如果脾气虚弱，反映在身体上最直接的表现就是手脚容易无力。手上没办法拎较重的东西，且走路时间稍长就会上气不接下气。

少食体胖。生活中很多朋友饭量很小，吃的东西也比正常人少，可是却很容易发胖，这类症状也是脾虚导致的，脾气虚代谢能力就会下降，很容易引起肥胖。

另外，脾气虚的人也可能有消瘦的倾向，摄入水谷不容易被吸收；睡觉时流口水或者睡眠时目露白睛，以及大便不成形也可能是脾气虚的表现。

治疗方法：

对于脾气虚的朋友，生活中可以吃"人参养荣丸"或者"人参健脾丸"来强健脾气。"人参健脾丸"可以长期吃，而且对于脾虚引起的诸多症状有很好的功效。

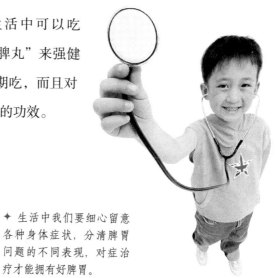

✦ 生活中我们要细心留意各种身体症状，分清脾胃问题的不同表现，对症治疗才能拥有好脾胃。

"生脉饮"益气的效果也非常好，需要注意的是因为"生脉饮"有党参方和人参方，因此，如果症状不是特别明显服用党参方的"生脉饮"即可。

脾阳虚：

又被称为脾胃虚寒，指的就是脾的阳气虚弱，而阴气过剩的症状。脾阳虚可以是脾气虚加重的后果，素体阳虚，久居寒室，长期吃生冷食物、饮食时间不规律、不注意身体保温都会使阳气受到损害，久而久之就变成脾阳虚。

脾阳虚的症状：

手脚冰凉、容易怕冷。脾阳虚就是阳气受到破坏，身体热量会较之健康体质有所降低，因此如果自身比其他人容易怕冷，夏天也会手脚冰凉，不能耐受寒凉饮食，那么十有八九是脾阳虚引起的。

吃生冷食物、受凉后容易腹胀、腹痛，甚至腹泻清谷。脾阳虚通俗来讲就是身体消化吸收的器官功能开始下降、不足，人体的能量开始缺乏，身体的血液流通不畅。因此当我们吃了生冷食物之后，消化系统的功能没办法完全发挥，就容易引起腹胀、腹痛。

治疗方法：

对于脾阳虚的人要注意少吃性寒的食物，冷饮也要尽量少吃或者避免空腹吃。如果进食了生冷食物，感到脾胃不适，一定要及时多喝一些热粥或者米汤来保养脾胃。

还可以多吃具有温阳散寒作用的食品，或者热量较高的食物，比如，牛羊肉、鱼肉。

对于经常腹胀的朋友也可以服用"理中丸"，可以有效缓解腹胀、腹痛，温阳健脾的作用很好。

脾不统血:

是指脾气虚弱,不能够统摄血液,致使血液容易溢出脉外。脾胃是气血之源,脾运健旺,气血才会旺盛,血液得以在血管内运行而不至于溢出脉外,反之如果脾胃虚弱,气血就会虚亏,血液不按规定的路径循环,造成出血倾向。脾不统血可以说是脾气虚的一种特殊表现。

脾不统血的症状:

不容易止血或者月经过多。脾不统血主要是脾气虚弱导致的,脾气虚便不能够统摄血液,这种情况容易导致女性月经期间出现月经过多的症状。

治疗方法:

对于脾不统血的朋友,主要的就是要以补脾气、气血为主。

出现脾不统血的症状可以服用"人参归脾丸",特别对月经过多有很好的疗效。另外,我们也可以煎黄芪来服用,再加入几颗红枣,补气益血的效果非常好。**注意,阴虚有内热的人要谨慎食用黄芪。**

胃阳虚:

又被称为胃虚寒,指的就是胃的阳气不足。原因主要是由饮食不规律、生冷食物吃得过多所致。

进食后不消化。很多人生活中会有饭后觉得肚子不舒服,甚至胃痛,出现食物不容易消化的症状,但其实并没有吃很多硬性或粘性的食物。出现这些现象主要是由于胃阳虚引起的,胃主消化,胃的阳气不足,消化功能就会受到影响。

总喜欢吃温热食物。如果在饮食上总是想吃较为温热的食物,一定程度上代表着出现了胃阳虚的症状。胃部阳气不足,身体会发出信号想要多吸收温热的食物来进行调理。

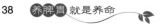

　　调理胃阳虚我们可以多吃一些暖胃驱寒的食物，牛羊肉、南瓜都是不错的选择，对胃部有很好的保养。

胃阴虚：

　　胃阴虚指的就是胃的阴液不足所表现的症状，造成胃阴虚的原因可以是长期有胃病未治愈，或者日常辛辣食物摄入过多，平常生活中忧思过度也容易引起胃阴虚。

胃阴虚的症状：

　　食欲较好却不能够多吃东西。如果生活中总想吃饭，但吃不了很多就已经有饱腹感，且还伴随有口舌发干的现象，这个时候就要留意可能出现胃阴虚的问题了。

　　大便干燥。胃主管消化，食物会在胃中腐熟变成食糜，如果出现大便干燥的症状，有可能是胃阴虚。胃的阴液不足会直接影响到食物的消化，排便功能也会受到直接影响。

　　患有胃阴虚的朋友平常可以多吃一些银耳、苦瓜、鱼肉、百合、绿豆等滋阴的食物，可以帮助我们达到滋阴清火的效果。

　　需要注意的是胃阴虚的朋友一定要少吃辛辣和温热性的食物，辛辣食物会强烈刺激胃黏膜，温热食物如羊肉、狗肉，这些都可能会加剧胃阴虚的症状。

这些小事情正在伤害着脾胃

脾胃对我们身体整个的养分供输起着重要的作用。现代生活压力大，节奏快，很多朋友的生活方式其实是在提前透支我们的健康，不良的小习惯会对我们的脾胃造成危害。这一小节替大家总结了伤害脾胃的小习惯，一起来关注下吧。

🌑 长期不吃早餐，导致胃酸过多

大家都听过一句话："早餐要吃好、午餐要吃饱、晚餐要吃少"，足以显示出早餐的重要性。可是，在一档健康节目的调查中显示，上班族人群中至少30%存在不吃早饭的现象。早餐是每一天的新开始，营养搭配得当的早餐可以使我们的身体获得充足的动力。

很多上班族晚上睡得晚，早上爱赖床，上班快迟到了往往就省略

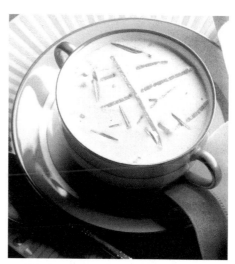

✦ 早餐喝一碗粥能够帮助我们恢复身体活力，缓解胃酸分泌，更好地开启一天的活力生活。

掉吃早饭这个环节。看似没什么大影响，其实对我们的脾胃伤害特别大。我们的身体经过一整晚的休眠，会消耗体内残存的营养，血糖浓度处于偏低的状态。早起不吃早饭，一上午都要有忙碌紧张的工作，会把体内的营养全部消耗殆尽。

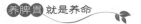

不吃早餐损伤胃黏膜

不吃早饭我们的胃会保持高胃酸的状态，会引起我们胃黏膜的损伤。长此以往会破坏我们的胃气，影响我们胃部的健康。

早起后如果不进餐，8～9点开始分泌胃液，这个时候如果没有食物来中和胃酸，一上午我们的胃都会保持高胃酸的状态，胃酸过多，会对胃肠黏膜产生刺激，长期胃酸分泌过多会导致胃炎，更严重的甚至会引起消化性溃疡。长期下来会使消化系统的生物节律发生改变，促使胃肠蠕动和消化液的分泌发生变化。

不仅如此，长此以往会破坏我们的胃气，如果不吃早餐，还容易造成胃结肠反射作用失调，导致便秘的状况产生。另外，长期不吃早餐，血糖浓度得不到及时充分补充，上午就会出现头昏心慌、四肢无力等症状，还会导致血容量减少、血液黏稠度增高。

如果现在还有不吃早餐的坏习惯，大家一定要把这个坏习惯改掉，从早餐开始，为了拥有良好的脾胃健康，要坚持吃营养早餐。

暴饮暴食：伤脾元素新成员

现代人，特别是年轻人，嘴上总是吵着要健康生活，要对自己的身体负责，但其实往往是最简单的吃饭问题，很多朋友都不能保证自己能达到正确的标准。

上班忙起来没有头绪，留给吃饭的时间也被压缩到最少。很多上班族往往狼吞虎咽，几分钟就可以解决一顿饭，并且为了节省时间往往把两顿饭并成一顿饭。很多人觉得不饿就不用吃饭，饿的时候可以多吃点，暴饮暴食已经成为了很多人的通病。

暴饮暴食是一种非常不好的饮食习惯，会在无形中损害我们的脾胃。

暴饮暴食会打乱胃肠道吸收食物的正常节律

暴饮暴食后会出现头晕脑胀、精神恍惚、肠胃不适、胸闷气急、腹泻或便秘等症状，严重的还会引起急性胃肠炎，甚至胃出血。

第一，暴饮暴食会使食物的消化功能受到损伤，会造成消化系统紊乱。

第二，暴饮暴食会完全打乱胃肠道对食物消化吸收的正常节律。饥一顿饱一顿，胃没有足够的时间来计算食物的接受量，因

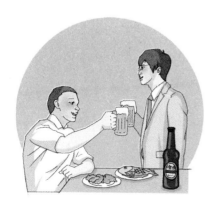

✦ 和朋友聚会时很容易暴饮暴食，经常这样会打乱我们肠道消化食物的正常规律。

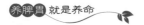

此我们很容易吃过量，长此以往就会给我们的脾胃造成更多的负担。

第三，人体胃黏膜上皮细胞寿命较短，每2～3天就应修复一次。胃始终处于饱胀状态，胃黏膜就不易得到修复的机会，极易发生胃穿孔、胃糜烂、胃溃疡等疾病。

第四，暴饮暴食后还会出现头昏脑胀、精神恍惚等现象。

第五，暴饮暴食会造成肠胃不适、胸闷气急、腹泻或便秘，严重的还会引起急性胃肠炎，甚至胃出血。

不仅如此，人们常说细嚼慢咽才会瘦，暴饮暴食会更胖，就是因为暴饮暴食，常常大鱼大肉、大量饮酒会使肝胆超负荷运转，肝细胞加快代谢速度，胆汁分泌增加，造成肝功能损害。高脂肪高蛋白的食物，消化起来更加困难，多余的"营养物质"堆积在体内，其后果就是肥胖。

脾志在思，忧思伤脾

脾胃和我们的情绪有着很深的联系。忧思伤脾，也就是说如果我们常常忧虑、情绪低落那么我们的脾胃必将会受到影响。

当我们情绪受到影响，常常忧思或者伤心的时候，我们整个身心都处于比较大的压力之下，这个时候身体会自动把能量集中到脑部和肌肉中去来缓解压力。原本属于脾胃

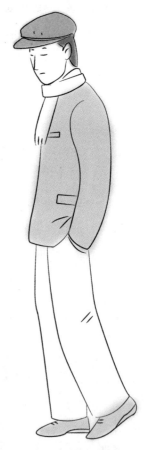

✦ 性格内向，形体瘦弱的人对外界刺激因素的承受和调节能力较差，很容易因为情志异常而生病。

忧思不仅影响精神状态还扰乱身体状况

常常思虑过度或者忧思，那么就会影响我们机体的正常生理活动，导致脾胃呆滞，运化失常，常出现腹部胀闷、食欲不振、头目眩晕等症。

即帮助消化的能量就会减少，因此消化食物的功能就会受到影响，这也可以解释很多朋友在情绪不好的情况下，食欲会大受影响，不爱吃东西。人在忧思这种情绪的刺激下，久了就会导致脾胃运化功能失常，产生胃部不舒服或者是上腹部疼痛的症状。

花费精力去思考或者沉思对人体并没有太多负面的影响，但如果常常思虑过度或者忧思，那么就会影响我们机体的正常生理活动，导致脾胃呆滞，运化失常，常出现腹部胀闷、食欲不振、头目眩晕等症，就是我们常说的"思则气结"的表现。

为了我们自身的脾胃着想，为了拥有更好的脾胃健康，烦恼的事不要想得太多，心胸开阔地面对每一天，带着乐观的态度面对生活才是最佳的生活状态。

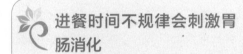 吃饭时间不规律，胃炎、胃溃疡发病率高

胃病可以说是现代社会的最常见的疾病，其实，大部分的胃病是我们自己吃出来的，而饮食不规律就是造成我们胃病的罪魁祸首。

对于很多在工作中打拼的人来说，往往忽略吃早饭的环节，

进餐时间不规律会刺激胃肠消化

我们三餐进食的时间间隔太久，会产生胃酸刺激我们的胃、十二指肠黏膜，会使我们的肠液分泌和胃肠蠕动受到抑制，不断出现腹胀、便秘。

中午可以提供良好就餐环境的公司占少数，大部分人的午饭就是随意在各种小饭馆或者快餐店应付了事，既保证不了营养也保证不了卫生。晚上下班后通常已经是七点钟，这个时间胃已经开始降低效率，而我们才准备开始吃晚饭。

晚上的 21 ～ 22 点钟是我们胃的休息时间，大多数人会在这个时间往往会加班或者吃个宵夜，属于休息时间的胃黏膜的修复得不到进行，长时间损伤后就导致我们的胃黏膜糜烂、溃疡，抵抗力减弱。

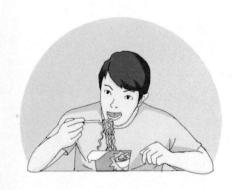

✦ 方便面做起来简单快捷，是很多年轻人的选择，可是经常吃却对我们的脾胃有着很大的伤害。

　　一天三顿饭都吃得不够营养健康、而且饥饱不均。我们三餐进食的时间间隔太久，会产生胃酸刺激我们的胃、十二指肠黏膜，长时间后会使我们的肠液分泌和胃肠蠕动受到抑制，腹胀、便秘会不断出现。我们的胃没有规律的时间运动，消化食物得到的营养不能够及时补充和吸收，胃炎也就慢慢变成我们的常见病。

　　还有很多特殊职业的朋友比如说环卫工人、记者，一天中经常只吃两顿饭，而且间隔时间又非常的长，胃酸分泌和胃的运动就会很不规律。不仅如此，喝水的时间也很少，身体里面缺少"代谢润滑剂"，这样会让肾脏、肝脏承受过多的有害废物。

超负荷工作、疲劳过度，影响脾胃和谐运转

　　生活中很多朋友因为太过劳累，身体不是过瘦就是虚胖，精神状态总是不好。这都是因为过度劳倦伤及脾，脾受伤而先病，脾便不能为胃传输运送营养物质，胃会紧跟着生病。

　　在这里，我们说的过度劳倦，并不是单纯指体力劳倦，还包括脑力劳倦、饮食劳倦（吃得太多）、精神劳倦（精神压力太大）等。拿体力劳动来说，生活中许多司机朋友胃部不好，其实这与他们的高强度工作分不开的。

　　长期处于过度疲劳状态，睡眠时间严重不足，很容易患上胃病。如果我们过用体力，会出现中气受损、脾胃功能减退。

　　我们所说的"生病起于过

过渡疲劳损害免疫系统

经常加班、过度劳累除了会让我们的精神状态受到影响，还会使我们机体的免疫力下降。很容易感冒、发烧，还会伴有食欲低下等症状的发生。

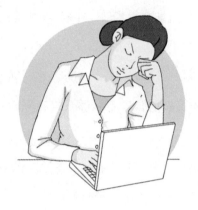

✦ 加班加点的工作，一整天都对着电脑，是上班族工作的常态，除了视力首先会下降，对脾胃的伤害更大。

用"说的就是这种情况，我们的身体如果长期处于疲劳状态会有很多危害：

第一，会使我们自身的免疫力下降。

第二，长期疲劳工作还会造成我们的胃部供血不足。在这种情况下，我们胃的消化、吸收就会失调，胃酸分泌增多，胃黏膜会受到损伤。长此以往，就会引发胃炎、胃溃疡等疾病。

第三，其他的器官也会受到影响。比如说"久视伤血"说的就是如果我们经常不知疲倦地用眼会耗伤血，因为肝藏血，目为肝之窍，而肝受血方能视，久视就会伤血。这种情况在电脑族和学生族中最为普遍。

当我们已经习惯加班，不注意休息，生活在劳累之中时，我们就离生病不远了。要改变这样的现状我们就要学会劳逸结合，学会合理地安排自己的时间。该工作的时候工作，该休息的时候休息。只有我们学会放松自己的身心，学会调整自己的生活，生活才会更好。

长期吸烟，酗酒无度？学会保护你的脾胃

都说烟酒是男人的左右手，其实烟酒更是脾胃健康的杀手。

很多人早上起床的第一件事就是先抽一支烟，其实烟中所含有的尼古丁是引起和加重胃病的罪魁祸首。烟雾中的尼古丁可直接损伤胃黏膜，导致胃黏膜小动脉收缩，胃黏膜缺血、水肿。煤焦油等物质在胃内的吸收过程中，会直接破坏黏液层的完整性，促使胃酸分泌增多。

吸烟会直接加重胃炎、溃疡病的病情。吸烟还影响胃黏膜合成前列腺素。前列腺素能使胃黏膜微循环血管扩张，改善胃的血液循环，对保护胃黏膜的完整性有重要作用。一组临床试验表明，吸烟患者的胃病治愈率为63%，而不吸烟患者的治愈率为90%。

"早酒伤胃，宿酒伤脾"，酒对脾胃的伤害也不容小觑。酒精（乙醇）属于有机溶剂，酒精对食管和胃黏膜的损害很大，长时间饮酒，或者过量饮酒会影响我们的肠胃功能，造成胃黏膜糜烂，容易导致胃炎、胃溃疡，还可直接造成胃黏膜损伤。

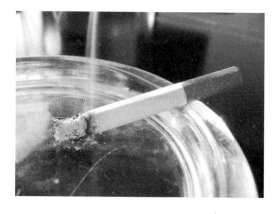

✦ 小小的一只香烟，所含的尼古丁对人体的危害却不容小视，是健康胃黏膜的头号杀手。

空腹饮酒对胃的损伤更加严重，胃镜检查显示空腹饮酒胃黏膜充血水肿，甚至糜烂和溃疡形成，严重者还会发生发生黏膜出血等。病人多有疼痛、呕吐等症状。长期饮酒的人，因酒精和饮食结构的不同，可使胃内酸性环境发生变化。由于细菌的繁殖，亚硝胺类物质增多，可能引起胃癌或加速溃疡恶变。

早酒伤胃，宿酒伤脾

酒精对食管和胃黏膜的损害很大，长时间喝酒、或者饮酒过量会影响我们的肠胃功能，造成胃黏膜糜烂，容易导致胃炎、胃溃疡。

大部分人认为胃溃疡和十二指肠溃疡是由于胃酸和胃蛋白酶对黏膜自身消化所形成的，其实和吸烟喝酒也有着很大的关系。当然，胃病患者日常可以少量地饮低度酒、啤酒、黄酒，对慢性胃炎有益。但大量或者长期酗酒对胃部健康却没有好处。

经常服食生冷食物，对脾胃伤害大

脾胃的主要功能是消化，我们想要拥有好的脾胃在饮食上也要格外用心，要少吃冰冻的食物和硬的饭菜。

"胃喜暖而恶寒"，生冷食物对脾胃的伤害非常大。过量的食用生冷食物、尤其是在夏天的时候常吃冷饮、凉性的瓜果祛暑，这些食物进入我们的胃部之后，会使我们胃的黏膜层变薄，使保护胃的黏膜层受到破坏。我们胃的防卫能力会逐渐下降，胃酸和胃蛋白酶的侵袭力增加，胃黏膜会出现糜烂，最终导致慢性胃炎的形成。

常吃生冷食物会损伤胃黏膜

生冷食物对脾胃的伤害非常大。食用生冷食物进入我们的胃部后，会使我们胃的黏膜层变薄，使保护胃的黏膜层受到破坏。

值得注意的是，很多人在剧烈运动后会习惯性地喝大量的冷饮来解渴，这对我们的胃伤害很大。运动后，我们的胃肠血液较少，大部分血液集中在四肢，冷饮会强烈刺激胃，导致胃肠功能紊乱，影响食物的消化，这也是剧烈运动后常常会有呕吐、腹泻等现象发生的原因。

为了脾胃的健康，我们应该少服食生冷食物，特别是患有急慢性肠胃炎的朋友更应加以注意。

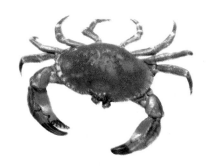

✦ 螃蟹好吃但却不易多吃，螃蟹也是一种生冷食物，不仅会让我们胃的黏膜层变薄，还会导致胃肠功能紊乱。

☺ "久坐伤肉" 更伤脾

　　现在无论是上班族或者是其他工作领域的朋友，每天八小时上班时间几乎都坐着不动并且长时间面对着电脑，除了手指，身体的其他地方完全得不到锻炼。

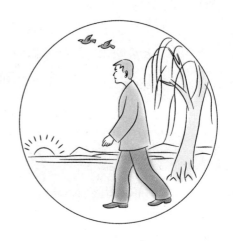

　　中医里面常说"久坐伤肉"，其实最伤害的是脾。脾是人体能量的储备和利用中心，脾主肌肉，肌肉是人体最大的糖仓库，是人体的御用能量。我们每天久坐，缺乏运动，脾的运化功能就会减弱，伤害我们身体的元气。

✦ 生活中，我们除了工作，闲暇时间可以多去空气新鲜的地方散散步，既能愉悦身心还能保养脾胃。

　　每天上班就是一直坐在办公室，很少走动，血液循环慢，血黏度高。很容易使身体出现高血压。每天坐着不运动，心脏没有达到正常的运动量，功能会慢慢地开始衰退，易患动脉硬化。

　　除了"久坐伤肉"，久卧还会伤气。成年人正常的睡眠时间应为7～8小时，如果睡眠时间已经达到了要求，而仍要继续再睡，便是睡懒觉。

睡懒觉的危害很多：

　　首先，睡懒觉会妨碍神经系统的正常功能。如果连续睡眠时间太长，睡眠中枢便会疲劳，而其他中枢又由于受抑制时间太长，恢复活

久坐会影响身体的元气

久坐会影响身体的元气

我们每天久坐，缺乏运动，脾的运化功能就会减弱，伤害我们身体的元气。

动的过程就会相应地变慢，所以起床后总是昏昏沉沉、无精打采。特别是青少年，大脑的发育还不够健全，经常睡懒觉可能引起某种程度的"大脑功能障碍症"，导致理解能力降低，记忆力减退，从而使学习成绩下降。

其次，卧床太久会影响肌肉、关节和泌尿系统的功能。因为长时间的睡卧，活动减少，血液循环就会不畅，致使全身的营养输送不及时。另外，人如果卧床太久，尿液便有可能在肾盂或输尿管中滞留，使这一部分尿路不能及时清理，尿中的有毒物质将有损于肌体的健康。

为了解决久坐这个，我们在办公室办公的时候一定要多走动。好早睡早起，不要赖床，多做运动。可以多吃一些能畅通血液的零食如坚果、核桃、杏仁等。

是药三分毒，滥用药物破坏脾胃平衡

很多人平时不注意身体的保健，一遇见头疼脑热的情况往往随便在药店买些药，头痛医头，脚痛医脚，根本没有考虑到各种药物会对给身体带来的副作用。是药三分毒，往往滥服药物会对我们的脾胃造成更大的负担。

服用药物时要注意不影响脾胃健康

服用药物之前最好与医师有交流和沟通，了解药物可能会带来的副作用。

在服用各种药物之前，最好要咨询医生根据自身的体质合理用药。很多人乱吃药把自己吃成了脾胃虚寒。

水杨酸类等药物会损伤胃黏膜，降低黏膜的抵抗力，刺激胃酸的过度分泌，引发溃疡病的产生。此外，一些泻药短时间内可能会起到利于通便的作用，但如果长期服用就会造成胃肠功能紊乱。含草决明、泽泻

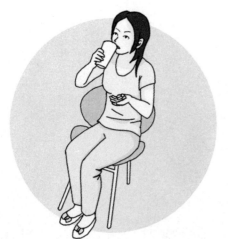

✦ 是药三分毒，吃药时我们一定要根据自身的实际情况，按照药品说明书服用，否则会反过来伤害身体。

的降血脂药，容易腹泻的病人服用时要加以注意。

由此可见，脾胃虚寒病人服药时应更谨慎，标有"脾胃虚寒者忌服"的最好不要服用，标有"脾胃虚寒者慎服"的最好少量服用，服用后身体如果有不适的症状要及时停药或改服其他药物。

儿童用药更要加以小心，儿童患病后，不少家长出于快速康复的考虑，常会在短时间内给儿童服用大量药物，但是一些对胃肠道有刺激作用的药物，往往容易引起恶心、呕吐等。长期如此还容易影响身体对食物的消化吸收，容易造成营养不良，同时也损伤了脾胃。

所以，我们在服用药物时要合理用药，要做到既不乱吃药也不多吃药，保护好自己的脾胃更要保护好自己的健康。**这里给大家列出脾胃患者服药时需要加以注意的药品：**

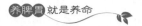

治疗脾胃病常用药物表:

类别	药品名称	适应症及功效	用法用量	不良反应	禁忌
中药	牛黄清胃丸	心胃火盛、头晕目眩、口舌生疮、牙龈肿痛、便秘	一次6克,一日2次		孕妇禁用
	人参健脾丸	健脾开胃、缓解脾胃虚弱	一次6克,一日2次		服用期间少吃生冷,不易消化的硬性食物
	暖胃舒乐颗粒	温中补虚、行气止痛	一次4克,一日3次		高血压,心脏病患者在医师指导下服用
	牛黄蛇胆川贝液	化痰止咳	一次10毫升,一日3次	持续服用过长时间会影响脾胃运转	忌食辛辣,油腻食物
	归脾丸	益气健脾	一次6克,一日3次		服用期间忌吃油腻食物
	保和丸	和胃、消食、增强食欲	一次1~2丸,一日2次		高血压,糖尿病患者应在医师指导下服用
	胃苏冲剂	治疗胃脘胀痛	每次15克,每日3次		服药期间少吃油腻、生冷食物,服药期间保持情绪稳定
	启脾丸	肠胃虚弱、消化不良	一次1丸,一日2~3次		服药期间避免喝茶,禁吃萝卜
	香砂和胃丸	健脾开胃、增加食欲	一次6克,一日2次		哺乳期妇女慎服
	胃气止痛丸	促进食欲、疏肝理气	每次10粒,每日3次		儿童要在成人监护下服用,服药期间不吃油腻食物
	复方鸡内金片	健脾开胃、消食化积	一次2~4片,一日3次		儿童服用要在医师指导下,服药期间少吃生冷油腻食物
	养胃舒颗粒	滋阴养胃、胃脘灼热	一次1~2袋,一日2次		孕妇禁服用
	正胃胶囊	治疗慢性胃炎	一次4粒,一日3次		孕妇、儿童、老人在医师指导下服用
	木香顺气丸	健脾和胃、缓解恶心	一次6~9克,一日2~3次		孕妇、糖尿病患者禁服用
	醒脾样儿颗粒	养神安血、治疗儿童厌食	3~6岁一次4克,一日3次		婴幼儿在医师指导下服用,服药期间不吃生冷油腻食物

常见药物对脾胃的不良反应：

类别	药品名称	适应症	用法用量	不良反应	禁忌
西药	阿司匹林	预防和治疗缺血性心脏病、心绞痛、心肺梗塞、脑血栓形成	一次1～2片，1日3次饭后服	胃黏膜糜烂	6岁以下儿童及年老体弱者慎用
	红霉素	急性扁桃体炎、急性咽炎、鼻窦炎	一日0.75～2克，分3～4次	腹泻、恶心、呕吐、中上腹痛、口舌疼痛	肝病患者本品的剂量应当减少
	洁霉素	呼吸道感染、皮肤软组织感染	一日0.6～1.2克	常见恶心、呕吐、腹痛	有胃肠道疾病特别如溃疡性结肠炎者慎用
	布洛芬	缓解类风湿关节炎、骨关节炎、脊柱关节病	一次0.2克间隔4～6小时重复用药一次	恶心、呕吐、胃烧灼感或轻度消化不良、胃肠道溃疡及出血	孕妇及哺乳期妇女不宜用、晚期妊娠妇女可使孕期延长
	保泰松	类风湿性关节炎、风湿性关节炎及痛风	每日0.3～0.6克、分3次服	胃肠刺激性较大，可出现恶心、呕吐、腹痛、便秘	
中药	牛黄蛇胆川贝液	类风湿性关节炎、风湿性关节炎及痛风	一次10毫升，一日3次	持续服用过长时间会影响脾胃运转	忌食辛辣、油腻食物
	枣仁安神液	治疗心悸、镇静安神	一次10～20毫升，一日一次	容易引起消化不良、脾胃虚寒	

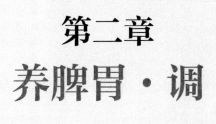

第二章
养脾胃·调

好习惯打造好脾胃

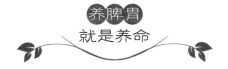

养脾胃
就是养命

"脾胃失常，生命失灵"，脾胃的健康影响着身体的其他脏腑，可见脾胃的重要性所在。对于脾胃的保养，不能一味地依赖药物，更多的是要靠日常生活中的好习惯和食物的滋养。不花钱、轻松拥有好脾胃就让我们一起学习以下的小秘诀吧。

好的生活小习惯，轻松打造好脾胃

脾胃作为我们人体的能量加油站，时刻影响着我们对于各种营养的吸收和运输。拥有好的脾胃是身体健康前提条件之一。在日常生活中，很多看似平常但却良好的小习惯可以帮助我们拥有一个运转和谐的脾胃，那就让我们在这一个章节认识、学习更多的生活养生好习惯吧。

🕐 吃好优质早餐，乐活开启每一天

我们常说"脾胃失常，生命失灵"，想要有好脾胃，规律的饮食是第一要义。从吃好优质早餐开始，脱离健康陷阱，保养好我们的脾胃。

不吃早餐有很多的危害：

首先，容易引发低血糖。经过漫长的夜晚，体内的血糖和营养物质都消耗殆尽了，早上不及时补充能量容易出现头晕、四肢无力等症状。

其次，容易胃酸过多，引发恶心、反胃的问题。严重者甚至会得胃溃疡，还容易诱发胃炎、胆结石等消化系统疾病。

再次，容易便秘。不吃早餐，会影响到一整天的新陈代谢，打乱代谢规律，很多便秘的原因就是因为不吃早饭。

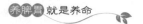

最后，不吃早餐，还易患胆结石。不吃早餐的人要比吃早餐的人胆固醇高出很多。人在早晨空腹时，体内胆汁中胆固醇的饱和度较高，吃早餐有利于胆囊中胆汁的排出。反之，容易使胆汁中的胆固醇析出而产生结石。

相反，一顿营养的早餐是一天生活的开始，吃好早餐对我们身体有很多好处：

第一，就我们全天所需能量和营养素需求而言，早餐提供的能量占到 30% 左右，每天按时吃早饭能够及时弥补机体在夜间消耗的水分和营养物质，使消化系统正常工作，增强胃动力。早餐提供的能量也能使我们一天充满活力。

第二，现在很多女生爱美，节食减肥，早餐也是一带而过，其实吃好早餐不仅不会增肥，相反还会帮助你保持体重，吃早餐会吸收更多的维生素和矿物质，较少的吸收脂肪与胆固醇。

第三，对上班族而言，吃好早餐能更轻松地集中注意力，使工作富有效率。早餐能把能量最先供给到大脑，让我们有清晰的思路和判断力进行一天的工作、学习。

第四，早餐更是心灵精神的慰藉。不吃早餐或不认真吃早餐的人幸福感和愉悦感都要降低很多，连一顿早餐都无法安安稳稳地吃完，这样的生活哪来品质、哪来幸福可言。

为了更好地吸收早餐营养，早餐前可以先在室外做些活动。呼吸新鲜空气，还能增强食欲，活动 30 分钟后再吃早餐效果会更好。

早餐能够帮助我们更好地集中精神

吃好早餐能更轻松的集中注意力，使上午的工作富有效率，早餐提供的能量能帮助我们进行更多的身体活动，也能改善和提高我们的记忆力和学习能力。

吃优质早餐绝不意味着公交车上匆匆喝完一袋牛奶、啃几口塑料袋里的包子或者油条。早餐要吃饱，更要吃好，每天早起 30 分钟，在家里为自己准备一顿早餐，既有了营养，又开启了一天的好心情。

优质早餐食谱

淀粉类食物	淀粉类主食有利于消化液分泌，能促进消化，对肠胃也有保护作用。因此建议早餐主食可以有下列选择：面包、馒头、燕麦、杂粮（红豆粥、绿豆粥）、红薯、芋头。
蛋白质类食物	能为机体提供充足的蛋白质，让早餐营养更全面，还可延缓胃的排空速度，延长餐后的饱腹感。下列食物简单方便，大家可以做参考：牛奶、鸡蛋、豆浆等。
蔬菜和水果	蔬菜和水果可以有效满足我们人体所需的膳食纤维，早餐进食营养更容易被吸收。蔬菜沙拉、水果沙拉都可以，既能增加爽脆的口感，又有营养。

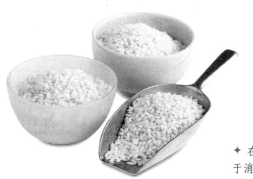

✦ 在早餐中食用薏米、糯米等很有助于消化，还能加强对肠胃的保护。

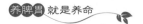

生活有规律、按时进餐，打造好脾胃

常常会有人发出疑问说，每天都是一顿不落地吃饭，但为何脾胃总是出现问题，其实进餐时间的选择也是大有玄机，不合理、不规律的饮食时间也会对脾胃造成伤害。

我们的脾胃和人体的其他器官一样，是有规律地工作。胃的活动，包括胃的蠕动、胃液分泌，都是有固定时间和节奏的。

通常来讲，胃会在 6 小时内彻底消化掉食物，进入到休息状态，每餐的进食间隔在 4 ~ 7 小时为佳。所以合理的早餐时间应该在 7 ~ 8 点钟，而在中午 12 ~ 13 点之间吃午饭更容易促进营养吸收，上午消耗的大量能量会及时得到补充，也为下午的运动做好了充足的准备。

晚饭的时间最好选择在下午 17 ~ 19 点会比较好，现在很多人由于工作加班等原因，常常等到晚上 20 ~ 21 点才吃晚饭，这样对胃伤害很大。因为晚餐食用太晚，会影响到消化吸收，以及我们的睡眠质量。

晚餐后不久我们就要进入睡眠时间，睡觉前吃太多食物，特别是油腻、不易消化的食物会加重胃的消化负担，久而久之，胃肠的消化功能就会下降，极易引发胃炎、胃溃疡等疾病。

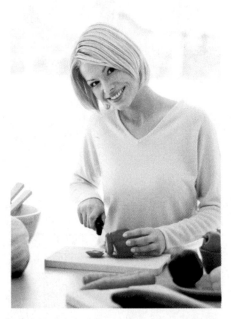

✦ 在忙碌的生活中，我们更应该充满情调，从自己动手做饭开始，拥有好的健康不再是空谈。

三餐不按时影响肠胃消化

在正确的时间内进食，除了补充我们身体必需的营养之外，还能有效保养我们的脾胃。如果不按时吃饭，很容易引起消化不良，引起胃肠疾病。

长时间的饮食不规律，会打乱胃肠消化的生物钟。经常不按时吃饭，胃酸就会侵蚀胃黏膜，会引发急慢性胃炎、胃和十二指肠溃疡等疾病。如果胃长时间的"空转"和超负荷运转交替进行，本该休息的时候又突然开机工作，久而久之脾胃一定会出问题。

合理的饮食安排，早睡早起不熬夜，每天坚持这些好的小习惯，才是真正对我们自身的健康负责，才能保证脾胃功能的正常运行。

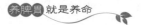

远离油炸、熏制食品，清淡才能更健康

油炸食物具有极强的饱腹感，加上酥脆的口感和诱人的味道，成为很多人喜欢的食物，在很多聚会场合、美食中心、街头小吃摊都能见到它们的身影。

> ### 常吃油炸食品很容易致癌
>
> 油炸食品由于特殊的制作过程，很多油会反复利用，很容易产生致癌物质。很多油炸食物还含有大量的亚硝酸盐，对身体损伤很大。

油炸制品会损害我们胃部的健康，比如洋快餐中的炸鸡块，薯条等，这类食品其实非常不易消化，经常食用很容易导致胃病的发生。大家一般都会喜欢趁热吃油炸食品，但食物温度较高会损伤我们的胃黏膜，加大胃部消化的负担。

油炸食品表面常会包裹一层面粉，高温下面粉中的维生素 B_1 会被破坏掉，食物本身所含有的营养物质也会被破坏，我们很难再吸收到食物中的营养元素。油炸食品中含有大量的反式脂肪，会像垃圾一样阻塞我们的血管，容易引起血栓。反式脂肪还会让血管弹性减少，变得非常"脆"，增加心脑血管疾病风险。

值得注意的是很多油炸食品的油会反复利用，很容易产生致癌物质。很多油炸食物为了防腐和显色的需要还会加入亚硝酸盐，过量食用，也会致癌。长期吃油炸食品还会造成体内维生素 C 和 B 族维生素的缺乏。

腌制或者熏制的食品，例如常见的熏肉、咸鱼、咸肉都含有大量的亚硝酸盐，当进入我们的胃中进行消化时会转换成强致癌的物质。这些食品

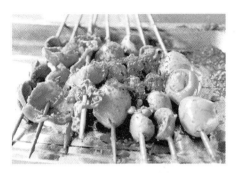

✦ 油炸食品虽然美味，可是很容易发胖，同时会直接刺激我们的肠胃，经常食用还有致癌的风险。

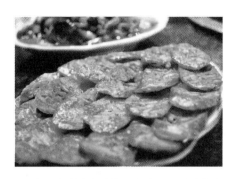

✦ 熏制的香肠味道棒，但对胃黏膜的伤害也很大，进食过度还会导致胃病的发生。

在制作的过程中往往也会加入大量的盐，高浓度的盐分会破坏胃黏液的保护作用，还会引发胃黏膜溃烂。

在吃油炸食物前吃一些蔬菜水果，蔬菜和水果不仅含有丰富的维生素和矿物质，如果先吃一些后再吃油炸食品，会产生饱腹感，自然而然能少吃一些。

如果油炸、熏制食品吃的较多，我们可以喝一些普洱茶或者花果茶，有很好的清理肠道的作用，还能帮助身体排出多余的油腻、脂肪。

多补充黄色食物，调节胃功能不适

在生活中，有一种流传的说法，黄色食物健脾胃。所谓的黄色食物顾名思义就是颜色包含黄色和橙色之间的食物，这些食物的共同点就是含有黄色营养物质——胡萝卜素。

天地有五行，人有五脏，五脏配合五行。其中，脾胃主运化，属

> **多吃黄色食物能增强身体活力**
>
> 黄色食物大都是一种强力的抗氧化物质，能够清除人体内的氧自由基和有毒物质，增强免疫力，在预防疾病、防辐射和防止老化方面也有很好的功效。

土。五行中黄色为土，因此，黄色食物摄入后，其营养物质主要集中在脾胃区域。人体的五脏六腑皆仰赖脾胃的滋养，是能量的主要来源。因此，为了脾胃的健康，我们应该在饮食结构上多摄入黄色食物。

黄色食物可以健脾，增强胃肠功能，促进消化，恢复精力，补充元气，进而缓解女性荷尔蒙分泌衰弱的症状。同时，可以改善记忆力衰退。在这里就给大家介绍一些有代表性的黄色食物，帮助大家更好地了解黄色食物对身体的益处。

黄豆： 能帮助胃肠恢复动力，是天然植物性的雌性荷尔蒙，可以帮助女性进行荷尔蒙的调整。还能缓解更年期和经期的不良症状，更可以预防与荷尔蒙有关的癌症。推荐食谱：黄豆炖猪脚、番茄烩黄豆等。

南瓜： 性味甘，温平，能够温体、润肺、补脾，还能促进食欲，治胃痛，平常手脚冰冷、易疲倦的朋友可多食用。南瓜含有丰厚的营养素，它的淀粉与糖类，容易被人体合成、吸收。推荐食谱：南瓜饭、蜜枣蒸南瓜、南瓜绿豆薏仁粥等。

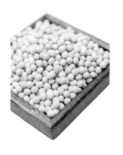

✦ 黄豆补脾气的功效很好，每天一杯豆浆能很好地强健脾胃。

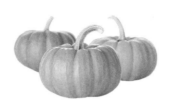

✦ 南瓜有很好的促进食欲的效果，还能补脾益肺。

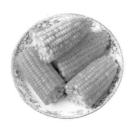

✦ 玉米加速肠道蠕动的效果很棒，能有效地缓解便秘。

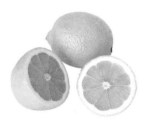

✦ 柠檬作为黄色食物的一员，不仅能美白祛斑，还能健脾，可谓是多功效水果。

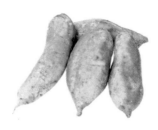

✦ 地瓜富含的黏蛋白对于补脾胃、益气力有很好的效果。

胡萝卜：胡萝卜素含量是瓜类中最高的，胡萝卜素在体内转换成维生素A，有维护皮肤和黏膜的作用，对治疗胃溃疡、预防感冒相当有效。胡萝卜还能补充提高精力，补充、元气，提高代谢能力。推荐食谱：鱼香肉丝、胡萝卜排骨汤、胡萝卜苦瓜煎蛋等。

玉米：是粗粮中的保健佳品，它的纤维含量很高，可以刺激肠蠕动，是降低血脂、治疗便秘、养颜美容、预防肠癌的最佳食物。玉米有利尿降压作用。推荐食谱：煮玉米、松仁玉米、板栗玉米骨头汤等。

地瓜：具有补脾胃、益气力、宽肠胃的作用。对脾胃虚弱有很好的缓解

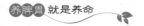

作用。地瓜营养丰厚，所含的黏蛋白，能维持人体血管壁的弹性。又含丰厚的膳食纤维，膳食纤维在肠道中不被吸收，吸水性好，可预防便秘和某些肠道疾病。推荐食谱：煮地瓜、地瓜银耳糖水、果仁地瓜球等。

还有柠檬、香蕉、橙子、芒果等水果也都是我们生活中常见的黄色食物，都有健脾胃的功效。

黄色食物大都有一种强力的抗氧化物质，能够清除人体内的氧自由基和有毒物质，增强免疫力，在预防疾病、防辐射和抗衰老方面也有很好的功效，是维护人体健康不可缺少的营养素。但再好的东西也不能贪多，适量补充就好。

细嚼慢咽培养出来的好脾胃

很多上班族工作任务大，加班时间多，压缩了自己吃饭的时间，往往几分钟就可以解决一顿饭。这样的进食方式对脾胃的伤害非常大，吃饭时细嚼慢咽才能养出好脾胃。

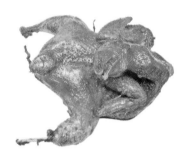

✦ 见到大鱼大肉如烧鸡等食品，很多朋友都会狼吞虎咽，其实越是肉类食物我们更需要慢慢咀嚼。

食物在嘴里至少经过 20 次咀嚼，才能被很好的消化，30 次最容易被人体吸收。咀嚼食物是在体内加工利用的第一道工序，通过咬碎、研磨，与唾液混合，并经神经—体液途径使信息传递至胃、胰、胆、肠等器官，使消化功能得以全面启动。

细嚼慢咽能够促进唾液的分泌，唾液中的有益成分可以很好的促进消化。唾液是碱性的，咀嚼的时间越充分，分泌的唾液就越多，随食物进入胃中的碱性物质也就越多，它们可以中和过多的胃酸，平衡酸碱性，减少胃酸对胃黏膜的自身侵害。

有效地咀嚼食物能更好地促进消化

进餐的时候，如果我们很好地咀嚼食物，除了能享受到食物带给我们的满足感，更主要的是能帮助我们的脾胃进行消化，能够好吸收到食物中的营养。

用餐时充分咀嚼，实际上还是在做着与开发抗癌药物相同的工作。吃饭时细嚼 30 秒能使食物中含有致癌物质的毒性降低。唾液的分泌还能降低亚硝酸化合物对细胞的攻击，改变细胞突变计划，对于化学合成剂、防腐剂等食品添加剂

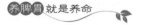

带来的危害，也有明显的解除作用。

此外，细嚼慢咽能够有效减少食物的摄入量，避免过量饮食导致肠道疾病的发生。人只有在饥饿的时候才会进食，而这时恰好是食欲最旺盛的时期，吃饭过快很容易一次性进食过多，达到饱腹状态时还会继续摄入食物。

在30岁左右，身体中分泌大量腮腺激素的耳下腺开始萎缩。没有了足够的腮腺激素，血管和皮肤等组织的弹性和活力就会下降。为保持血管和皮肤的弹性和活力，最有效、最简便的方法就是咀嚼。咀嚼可以刺激耳下腺，保持腮腺激素的分泌。

细嚼能促进面部的肌肉活动，使局部血液循环质量提高，肌肤代谢活跃，面色红润。充分咀嚼还能刺激腮腺，促进胰岛素的分泌，调节体内糖的代谢，降低血糖数值，预防并有助于糖尿病的治疗。

吃饭不单单是填饱肚子，更是一种饮食文化。在进餐的时候，细嚼慢咽感受食物带给我们的馈赠，通过牙齿和牙龈咀嚼而产生快感，才是大自然对我们真正的恩赐。

伤脾伤胃的饭后运动

很多女性爱美，为了预防脂肪沉积、身材发胖，喜欢在饭后立刻进行运动。还有很多老年朋友为了锻炼身体，往往在饭后会出家门遛弯或者遛狗，其实饭后立刻散步或者运动很不好，不仅伤胃更伤脾。

饭后马上进行运动，会给肠胃带来机械性刺激，有非常多的危害：

首先，降低胃肠的消化能力，易造成消化不良。 在食物进行消化、吸收的过程中，脾胃需要大量的血液和能量来辅助完成这项工作，我

✦ 进餐后，我们最好在室内静坐休息30分钟或以上，在进行其他运动，饭后立即运动会对脾胃造成伤害。

们的身体会调配大量的血液到胃部进行支援。饭后立即运动，会使大量的血液分散到四肢，胃肠的血流量就会减少，会降低胃肠的消化功能，造成消化不良。长此以往，会引发胃功能紊乱、胃胀、胃痛等慢性胃病。

其次，饭后立即参加剧烈运动，容易引起腹痛和不适感。 储存了大量食物的胃因为运动发生颤动，牵拉固定胃的韧带会变得松弛，容易导致胃下垂。

不仅饭后不要立即运动，激烈运动后最好也不要即刻进餐：

首先，运动后进餐会抑制消化，加重胃肠器官的负担。 在剧烈运动时，神经系统中管理肌肉活动的中枢处于高度兴奋状态，会加强对消化系统的抑制性影响。运动时，全身的血液也重新进行了分配，使得胃肠道的蠕动减弱，各种消化腺的分泌都大大减少。如果训练后急忙吃东西，就会增加消化

器官的负担，引起消化功能紊乱，诱发消化不良等胃肠疾病。

其次，运动后马上就餐，易造成食欲不振。运动时交感神经兴奋，肾上腺素的分泌大大增加，这也可以使胃肠道的蠕动减弱，而在运动后此种状态不能立即改变。要休息

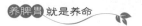

饭后不宜马上进行运动

饭后如果不休息，马上运动除了会影响消化，还会引起胃胀、胃痛等，长久以往会直接导致胃病的产生。如果怕胖，可以在饭后30分钟进行小幅度的运动。

一定的时间后才能恢复正常，所以在激烈运动后不能马上进食。如果激烈运动后立即吃饭，会引起消化不良、食欲不振、慢性胃炎等症状。

另外值得我们注意的是，进餐后大脑供血量会暂时减少，因而精神会不集中，发生昏昏欲睡的现象，患有冠心病老年朋友此时运动容易产生头昏、眩晕的症状。饭后最好静坐为宜，以休息为主，多聊些开心的话题，既保持良好的心情，又保障了食物的最佳消化。

在饭后休息至少30分钟后再进行运动是比较合适的，既锻炼了身体，也不会对脾胃造成伤害。快走、慢跑之类的运动都可以慢慢开展，但是，剧烈运动还是要避免的。特别是进食了很多难以消化的高蛋白与脂肪的食物，这顿饭后就不要剧烈运动了。

🌀 合理的饮水时间对脾胃大有影响

不久之前网上的一个帖子被广泛传播，说是大家每天要喝够 8 杯水，这样不仅会美白、滋润皮肤，还能帮助身体排出多余的毒素。

水在人体中是溶剂、清洁剂、润滑剂，又是冷却剂、缓冲剂。因为水的存在，营养输送、食物消化、体温调节、废物排泄等人体生命过程才得以顺利进行。实际上，喝水也是有大讲究的，不是什么人都适合每天喝八杯水，也不是什么时间喝水都能正确发挥水的功效。

喝水有最佳时段，选对了喝水的时段，可以事半功倍发挥水的效用，还能促进我们身体各器官更加和谐地运作，特别是和消化息息相关的脾胃。

第一，早上 7 点钟最适合喝第一杯水，这杯水可以帮助我们冲淡体内的毒素，最主要的是可以起到洗涤肠胃的作用，第一杯水之后很多人会产生便意，润肠作用非常显著。

第二，第二杯水早上 9 点钟，很多人正好是赶到办公室开始工作的时间，这杯水可以帮你补充路上所消耗的水分，确保你的体内不缺水。

第三，11 点的时候已经接近午饭时间，在午餐前喝一杯水可滋润肠道。

第四，午饭之后 12 点左右可以喝杯水帮助消化。

第五，下午 15 点，喝一杯茶或者咖啡都可以帮助我们更好地集中精神工作。

第六，晚上下班之后到家可以

🌿 根据自身体质补充水分

补充足够的水分对我们的身体固然有很多好处，但是不能因此就随意在任何时间都喝水，对于气虚的朋友来说也不适合每天喝太多的水。按照合理的时间，结合自身状况补充水分才能达到最佳效果。

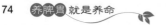

再喝一杯水，这杯水在晚饭之前可以增加饱腹感。

需要注意的是饭后马上饮水会稀释胃液，使胃中的食物没有来得及消化就进入了小肠，削弱了胃液的消化能力，容易引发胃肠道疾病。饭后喝汽水对身体就更为不宜了，汽水产生的二氧化碳容易增加胃内压，导致急性胃扩张。

另外，喝水最好喝烧开的水，开水中含有的氯气及一些有害物质会被蒸发掉，同时又能保持水中对人体必须的营养物质。生水中的氯可以和残留的有机物质相互作用，增加患糖尿病和直肠癌的机率。

气虚、阳虚体质的朋友并不适合喝大量的水。过量饮水或者一次性喝大量的水都会导致胃胀，有时还会有恶心等不良反应。

🐌 不注意防寒保暖，会导致胃部衰弱

很多女生为了追求时尚，喜欢穿露脐装、超短裙，寒冷的天气里也只爱穿单衣，看似美丽动人，但这样做对身体的伤害是很大的，不仅容易感冒、伤风，还会让脾胃受凉。

俗话说，十个胃病九个寒，胃

> **注意胃的保暖**
> 我们的身体总是最先感到外部的冷暖变化，但其实我们的胃也是非常怕冷的器官。天气变冷或者身体受寒胃也会很快作出反应，要随时注意胃部的保暖。

是非常敏感和怕寒的器官。脾胃一旦受寒，会使肠胃的功能受到损害，引起胃胀疼痛、呕吐。特别是一些老胃病患者，一旦胃部着凉，就极易导致旧病复发，轻则胃痛、胃痉挛，重则会引发胃溃疡、十二指肠溃疡等。

天气变化也会打破胃肠蠕动的规律，天气变冷后，人体的毛细血管会收缩，血液循环减慢，胃部因为有着分布密集的血管容易受到影响。比如，春季气温变化大，要注意随时增添衣物，而到了秋冬季节，昼夜温差比较大，这个时候要格外注意养胃，有胃病的朋友也容易在此时复发。

对患有慢性胃炎的人，要特别注意胃部的保暖：

第一，适时增添衣服。日常可以戴个护肚能让胃部更加暖和。

第二，夜寝应关好门窗，睡觉盖好被褥，以防腹部着凉引发胃痛或加重旧病。

第三，晚上可以用热水袋或温热贴敷贴脐部，之后做腹部按摩保健操，具有温阳散寒作用。

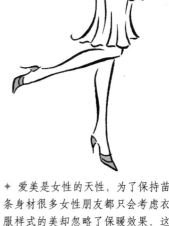

✦ 爱美是女性的天性，为了保持苗条身材很多女性朋友都只会考虑衣服样式的美却忽略了保暖效果，这对脾胃的伤害很大。

饮食上关于胃部的保暖我们也有很多方式：

第一，可以多进食一些温性食物，适当喝点热汤。

第二，不要吃生凉食物，可以适量喝点低度白酒，但不能过度饮用。

第三，少吃辛辣、油炸、烟熏食物如烧烤等，不吃过酸、过冷等刺激强的食物。

第四，多吃素菜和粗纤维食物，清淡的、不油腻的、软一点的食物是优先选择。

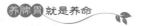

补充维生素 A、维生素 C，增强胃部活力

我们的身体每天所需的营养非常大，单靠每天的三顿饭很难满足，单调的饮食结构往往会造成营养失衡。除了进食水果、牛奶以外最好额外补充一些维生素，以此来面对繁重的工作、污染的环境。

> **维生素 A 能降低胃病得病率**
>
> 维生素 A 可以促进我们身体的发育，不仅如此，维生素 A 还会降低胃癌的发病概率。维生素 C 具有可以阻止胃癌致病的因子。

维生素 A 是人类发现的第一种维生素，也是我们人体必需的维生素。维生素 A 可以促进我们身体的发育，还会降低胃癌的发病机率。

维生素 A 包含有维生素 A_1 和 A_2，通常说的维生素 A 是指维生素 A_1，维生素 A_1 多可以从动物内脏中获得补充。日常生活中我们可以多食用动物的肝脏，例如猪肝、胡萝卜、鸡蛋等富含维生素 A 的食物来增强自己的脾胃抵抗力。

维生素 C 具有可以阻止胃癌致病因子，但常常吸烟，或者果蔬摄取少都会影响我们自身对维生素 C 的吸收。我们需要多补充含有维生素 C 的食物，比如猕猴桃、橘子、菜花、苦瓜等。

我们要食用含有维生素 A、维生素 C 的食物，尽量避免采用服药补充的方法。需要注意的是，补充维生素 C 要按照生理剂量服用，如果过量口服则会出现反酸、胃部不适、恶心呕吐，以致引发腹痛、腹泻等消化道炎症、溃疡等药源性疾病。

奥美拉唑、胃舒平等治疗胃病的药物，会影响维生素 C 的吸收。因此胃溃疡患者需要额外补充维生素 C。

大多数胃药是中和胃酸的，因此呈碱性的比较多，维生素 C 是酸性的，两者如果同时服用会相互影响，使维生素 C 的效果大大降低。因此，如果胃病患者服用维生素 C，最好和服用胃药的时间间隔两个小时以上。

掌握喝酒小诀窍才能拥有好脾胃

过度酗酒对身体的伤害很大，很多酗酒的朋友脾胃都不好。即使很多朋友不酗酒，只是经常喝些酒，胃部也常常会有各种问题。

很多朋友喝酒后会出现胃胀、胸部疼痛等症状，这就是消化系统被侵蚀引起的反应。如果这时还不加以注意，那么对胃部的损害会越来越严重。

人们饮酒后，乙醇会首先在胃内储留，与胃十二指肠黏膜直接接触。正常的胃黏膜表层上皮细胞和胃小凹清晰可见，分布均匀。饮酒后，酒精能导致黏液变薄，黏膜上皮细胞坏死脱落，微血管内皮损伤、栓塞，从而引起胃黏膜糜烂或溃疡的形成。当我们过量饮酒后，胃黏膜还会出现充血性片状红斑，糜烂和炎性渗出。

适当地喝些酒对身体损害并不大，我们需要注意的就是喝酒要有节制：

适度喝酒才有益身体

关于喝酒对身体有没有伤害的问题争论了很久。其实，适当的饮酒对大部分朋友来说对身体是有益的。喝酒最重要的是掌握度，有节制也才有健康。

首先，喝酒时，我们应该注意要一口一口地品，而不是一口就干或者豪饮。

其次，饮酒一定要适度，少饮有益，多饮有害，不要因为身边的人劝酒就超出自身限度的多喝，要针对自身情况定夺。

再次，饮酒时，温饮较为适宜，这样对脾胃的伤害更小。饮酒时我们可以根据适当的环境选择适宜的温度。

最后，我们要注意的是饮酒的时间最好选择在下午 15 ~ 17 点，空腹、睡前都最好不要饮酒。

喝酒前我们可以多补充一些食物，对于身体很有好处：

第一，喝酒前我们可以适当吃一些豆制品或者新鲜蔬菜，要避免在饮酒时吃咸鱼、香肠或者腊肉这些食品，腊熏食品容易与酒精发生反应，容易伤肝、诱发癌症。

第二，最好在喝酒前喝一杯牛奶，加入砂糖或蜂蜜的牛奶，既能够促进乙醇分解，又能保护胃黏膜。

第三，我们也可以适量饮些淡盐水或补液盐，对于稀释酒精很有好处。

酒后尽量不要饮茶，否则，会使肾脏受到损伤，从而降低肾脏功能。过多饮茶，也会增加心脏和肾脏的负担。

饮酒后我们可以选择吃些甜点或者水果解酒。甜类的水果含有大量的果糖，可以使乙醇氧化，加快分解代谢，甜点心也有类似的效果。

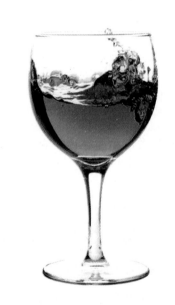

✦ 葡萄酒是酒类饮品中更适合多数人的选择，度数不会很高，对身体伤害小，但葡萄酒的饮用也要注意适度，不要过量。

美丽心情带来和谐脾胃

　　乐观的心态、良好的情绪，除了能够让我们更加积极地面对生活，对我们的身体健康也大有影响。压力过大、长期处于焦虑状态都会对我们的身心造成伤害。情绪和脾胃之间的关系尤为密切，美丽的心情能够带来更和谐的脾胃。

愉快心情来进餐，促进消化与吸收

　　很多人都听说过这种说法，心情不好的时候千万不要吃饭。这可以说是很有道理的，但大家都不太明确其中的道理，保持愉快的心情进餐对我们的脾胃有着很大的影响。

　　人的心理状态与胃酸分泌及胃的消化作用密切相关。当我们在情绪不稳定或者心情不愉快的时候进餐，脾胃之气在进行消化时就会紊乱，脾胃的运化功能在一定程度上会失调。

　　负责消化工作的内脏主要是脾胃和肝。如果吃饭时生气、发怒、就会伤肝，造成肝气郁结，肝和脾胃的关系十分密切，脾胃消化食物时需要肝的帮助，肝气郁结会影响到脾胃消化工作的正常运行。

　　吃饭时情绪不好或者发怒会引起交感神经兴奋，作用于心脏和血管上，

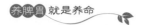

进餐要心情愉快

带着愉快的心情吃饭除了能增进食欲，更好地吸取食物中的营养，还能顺畅脾胃。所以在吃饭时我们尽量避免一个人吃饭，多和朋友进餐保持愉悦心情。

使胃肠中的血流量减少，导致胃肠蠕动减慢，产生饱胀等不适症状。

吃饭时生气还会影响神经系统，直接导致胃肠功能失调，分泌出过多的胃酸和胃蛋白酶，胃黏膜保护层也会受损，形成溃疡。当我们情绪不佳时进餐，饭后常常会出现恶心、呕吐、腹胀等现象。

现在人们胃病的发生率普遍高于以往，很大一部分原因是与人们就餐时心情紧张、情绪不佳有关。上班族经常一个人吃饭，对着电脑快速解决一餐，往往兴趣不高、闷闷不乐，压抑和焦虑的情绪会带进饭菜里，长久以往就会造成胃病的发生。

生活中有句俗语说得好："一碗饭填不饱肚子，一口气能把人撑死。"虽然听起来夸张，但还是包含有一定的科学道理。每天的三餐是我们营养的来源，这三顿饭不仅要补充足营养，更要以愉快的心情去进餐。

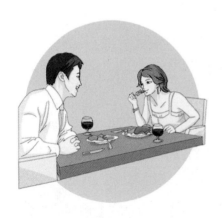

✦ 进餐时保持轻松愉快的心情，能够帮助我们更好地消化食物，更有利于脾胃的营养吸收和运输。

适当舒缓压力，身体才能解压

现代社会中，生活节奏越来越快，竞争越来越激烈，学生、家长、上班族，不论哪个人群都面临着很大的压力。这些压力不只是在精神上带给我们情绪的不稳，更会在生理上影响我们的身体。

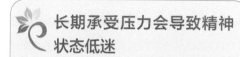

长期承受压力会导致精神状态低迷

工作压力大、生活中不顺心的事情太多，如果我们长期处于这种抑郁心情之下不能及时排解，很容易使我们自己的精神低迷。

适度的心理压力有利于人的进步和发展，但超过了人的正常承受能力，则将危害人的身心健康。当我们的身体长期承受着压力而又得不到及时的排解，就会使我们的精神萎靡不振、成天垂头丧气提不起精神。

从医学角度分析，当我们长期忧思、压力大，就会集中很多能量到肌肉和脑部，以此来应对压力。我们的脾胃也同样需要很多的能量来消化和吸收食物，因此消化道的供给能量会较之以往减少，没有多余的能量来消化食物，就会加重胃部的负担。压力的负面影响也会导致肠胃蠕动越来越慢，加重胃部的不适感。

压力过大还对身体有很多危害：

第一，压力过大会引起血压升高等症状。受到压力后，肌肉会转变能量的来源，交感神经系统会向肾上腺发出信号，释放肾上腺素、皮质醇等激素。这些激素会加

✦ 适当的运动可以帮助我们更好地释放压力，消除身体的紧张感。生活中我们可以试着练习瑜伽，能够很好地帮助我们放松身心。

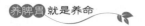

快心率、升高血压、升高血糖。

第二，压力过大会造成注意力不集中，记忆力下降，理解力、创造力下降。经常担忧，烦躁不安，焦虑。

第三，压力大容易使人与他人的矛盾冲突增多，影响工作绩效，使人变得健忘、倦怠、效率降低。

第四，长期压力过大还会伤害人体神经系统、骨骼肌系统、呼吸系统的健康。

学会减压是我们每个人的必修课，特别是对于有胃病的朋友来说更要学会调适自己的情绪，不要让过大的压力影响自己的情绪，从而加重我们胃部的疾患。

心情大好，胃病难侵

当我们情绪低落、精神萎靡的时候，常常没有胃口吃饭，食欲变差。而当我们心情大好，遇见开心的事情的时候，食欲也会变好，胃口大开。可以说，脾胃功能和人体情绪的变化非常密切。

当我们的情绪处于低谷时，很难保持冷静，对人对事会缺乏耐心，也就是我们通常说的"脾气不好"，这个时候我们的脾已经出现了问题，进而引起心火、肝火的躁动。

情绪的波动会引起消化机能的变化，还会严重影响胃肠功能。当我们的情绪波动大时，像气愤、恐惧、激动、焦虑等情绪都会促使胃

> **情绪好坏会直接影响脾胃健康**
>
> 好情绪带来好脾胃，情绪的波动会引起消化机能的变化，直接影响着脾胃的运转。在生活中，我们应控制好自己的情绪，促进身心和谐。

液的分泌增加，酸度增高。胃酸分泌异常，容易出现消化不良、腹胀、便秘等功能性肠胃病。虽然随着情绪的平息，会恢复正常，但过分强烈或持久的不良情绪，非常有可能引起胃肠疾病。长此以往，还会引发溃疡病，甚至是胃肠道肿瘤，导致溃疡病的发生率上升。

不良情绪是肠胃病患的帮手。保持良好的心情，心情舒畅是保持身心健康的妙方，好的心情有助于疾病的预防、治疗。

平常生活中我们最好多与他人交流，保持心情的开朗，适当地增加与人沟通的机会，多参加一些活动。同时适当的体育锻炼也会有助于肝气的舒发和脾气的舒缓，帮助我们的脾胃消化食物。

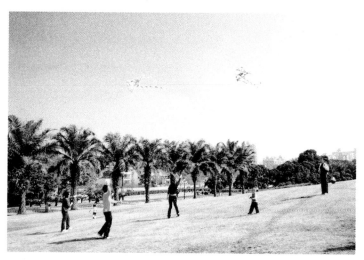

✦ 放风筝能使人心情愉快，能有效调节情绪。空闲时，我们可以和朋友聚聚会，放松心情。

第三章
养脾胃·动

轻松运动养好脾胃

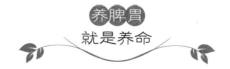

脾胃的健康除了日常饮食吃得规律、吃得健康，更主要的还是要有合理的运动。现代人生活最大的特点就是每天工作时间紧张，缺少运动和锻炼，身体的各项器官都跟着慢慢衰退。其实，脾胃的健康很多时候只需要我们让身体动起来就可以，花费很少的时间就可以让自己更有活力，行动起来吧。

拥有健康脾胃：动动手脚就有大功效

很多时候，大家忙着上班，忙着应酬，忙着逛街，可是却抽不出时间来锻炼身体。只有当身体出现问题了才知道着急上火，可这时已经需要我们花费很多金钱和精力去治疗了。从日常生活出发，动动手脚就能对脾胃有一个很好的保健作用。

动动脚趾头，就能打通脾胃经脉

生活中脾胃不好，常常让很多朋友犯难。其实很多脾胃小问题，并不需要药物治疗，动动脚趾头，就可以起到很好的健脾养胃的作用。

动动脚趾头就能养好脾胃真的那么简单吗？人体的五脏六腑在脚上都会有对应的穴位。从经络上看，脾经是起于大脚趾内侧端，而胃经则是在脚趾的第二趾和第三趾之间通过，而对脾胃有辅助治疗作用的内庭穴也在这一部位，我们经常活动脚趾，脾胃二经也会受到按摩，脾胃自然会舒畅了。

锻炼脚趾的方法很简单，站立时就可以活动脚趾。站立时会让脚部的经络受到一定的压力，在此基础上，练习脚趾的抓地和放松对经脉会有松紧交替的刺激作用，从而可以增强肠胃功能。

在工作时间我们也可以很有效地进行锻炼。上班时，可以边工作边用脚趾抓地、抓鞋底，每次抓 5 分钟。下班回家后比较劳累，我们多数人会用热水泡脚，这个时候可以在洗脚盆里放一些椭圆形、大小适中的鹅卵石，边泡脚边用脚趾抓石头。建议中老年人坚持这样做，不仅健脾养胃，还可以预防老年痴呆。

> **常按摩脚趾能使气血通畅**
> 脚趾头虽然看起来不起眼，没有什么大的功效，其实经常活动脚趾，每天空出一点时间进行脚底按摩能够帮助我们的气血流通更顺畅。

对于脾胃虚弱、经常拉肚子的人来说，最好逆着脚趾的方向按摩。对于消化不良及有口臭、便秘的人，最好顺着脚趾的方向按摩，这样可清泻胃火。

多走路也有同样的效果。因为一个人在走路时有近一半的重量是由脚趾来承担，走路将促进脚趾的血液循环和经络运行，生活中我们也可以适当增加步行的机会，如步行上班或是周末时去公园散步，积极参加徒步等。

活动脚趾，对身体保健养生具有重要的意义。注意对脚趾的保健，

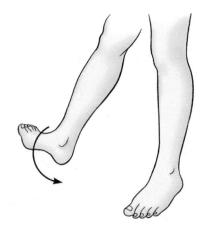

✦ 脚趾头看似不起眼，但却对脾胃有大影响。我们经常活动脚趾，脾胃二经会受到按摩，脾胃自然会舒畅了。

就能起到调养脾胃的养生功效。需要注意的是，我们在活动脚趾时力度不宜过大，以能够承受并且活动起来感觉舒服为宜。最后要记住的就是要坚持，持之以恒锻炼我们的肠胃功能才会越来越好。

🌐 小腿集中脾胃经，坚持按摩小腿肚

上一节我们提到可以通过活动脚趾来健脾胃，活动完脚趾后我们顺着向上按摩小腿肚也对脾胃有很好的保健作用。

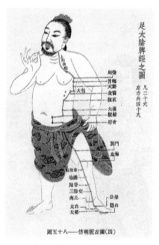

小腿上集中了很多与脾胃相关的经络和穴位，比如小腿内侧有肾经、脾经、肝经相交汇的三阴交穴，小腿外侧有属于足三阳经的胃经、胆经，我们膝盖下三寸的外侧有能够健脾的足三里，每天坚持按摩、敲打这些穴位，有保健脾胃的效果。

✦ 足太阴脾经对脾胃的保健有着很大的影响，经常按足太阴脾经，脾胃更健康。

除此之外，足太阳膀胱经在小腿肚上循行，所以经常按捏小腿肚，会对这些经脉所在的穴位起刺激性作用，脾胃不好的朋友坚持按摩能够对脾胃起到保健作用。捏小腿还能起到治疗胃痛的效果。当我们胃部疼痛的时候，可以按捏小腿肚内侧，刺激这里的足太阴脾经，可以减缓胃痛。按捏的时候宜先从上到下、再自下而上这样反复进行，根据胃痛情况，可以酌情增加按捏的次数。对急性发

> **🌿 按摩小腿可以协调脾胃**
>
> 小腿集中了很多和脾胃相关的经络，经常按摩小腿经络上的穴位，可以起到增强脾胃协调的作用。

作的胃痛或者是胃炎引起的胃痛捏小腿肚这个方法也很奏效。

很多女性朋友常常脸色发黄，其实脸色发黄多与脾胃功能减退有关。脾胃虚了，吸收营养的功能就差，脸色自然就不好。小腿肚上有些穴位与脾胃经有关，按摩有利于调节脾胃功能，进而能达到改善脸色的目的。

经常按摩，可以调理脾胃，补益气血。特别是入秋以后，气候特点是早晚凉中午热，如果早晚不注意保暖，特别是腹部保暖没有做好，就很容易导致胃病复发。而且一早一晚吸入冷空气，体内血管像是胃部血管

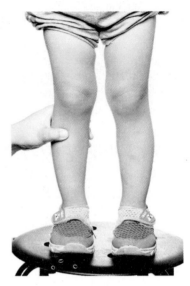

✦ 每天坚持按摩小腿肚，能够很好的调理脾胃，帮助肠胃蠕动。

就会因冷而收缩，也容易导致胃病发作。这个时候按摩小腿肚也可以起到很好的疗效。

按摩小腿肚时要注意在按捏过程中，应有揉的动作——酸痛感强，止痛效果好，不能因为怕有酸痛感而不用力。此法对急性发作的胃痛效果较好。慢性胃病发作时，运用此法也同样有效。但是当胃部剧烈疼痛的时候不易选择捏小腿肚止痛，而要及时就医查明情况。

按摩腹部，推揉出来的好脾胃

腹部的保健对于脾胃的健康大有益处，经常按摩腹部可以调整人体的阴阳气血、改善脏腑功能。

首先，揉腹可以增强胃肠内壁肌肉的张力及淋巴系统功能，使胃肠等脏器的分泌功能变强，从而增强对食物的消化，吸收和排泄，明显地改善大小肠的功效。

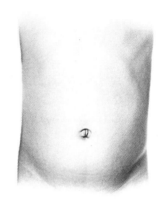

✦ 腹部要注意保暖，每天按摩腹部还能改善脏腑功能。

其次，经常按揉腹部，还能够使胃肠道黏膜产生足量的前列腺素，能有效地避免胃酸分泌过多，预防消化性溃疡的发生。

再次，揉腹还能够减少腹部脂肪的堆积。这是因为经常按揉能够刺激末梢神经，经过轻重快慢不同力度的按摩，使腹壁毛细血管畅通，促进脂肪耗费，避免人体脑满肠肥，有非常好的减肥效果。

最后，睡觉前按揉腹部，还能有助于睡眠，缓解失眠。对于患有动脉硬化、高血压、心脑血管疾病的朋友，按揉腹部还能降肝火，使人平心静气，起到辅助治疗的良好作用。

腹部按揉的详细操作办法：我们可以每晚平卧躺在床上进行，最好是在饭后两个小时进行，不要过饱或者过饥，按摩之前最好要洗净双手，双膝屈曲，全身放松。

揉腹增强消化能力

脾胃是脏腑的中心，每天按摩腹部能够增强肠胃的消化能力，帮助我们更好的吸收营养。对于便秘的朋友来说，揉腹能起到很好的通便功效。

左手按在腹部，手心对着肚脐，右手叠放在左手上。先按顺时针方向先轻后重按摩 50 下，再逆时针方向按摩 50 下。按揉时，用力要适度，精神集中，呼吸自然，锲而不舍，一定会收到明显的健身效果。

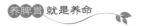 仰卧起坐，增强脾气的运转和活力

很多脾胃不好的朋友通常会有一个误区，觉得自己肠胃功能不好因此需要多休息，并且尽量减少体育运动。其实恰恰相反，适当的运动可以促进消化，增进食欲，使气血化源充足，精、气、神旺盛，肝脏功能不衰。我们可以结合自己的实际情况选择合适的锻炼方式和运动量。

> **仰卧起坐能养胃护胃**
>
> 仰卧起坐除了平常提到的减肥作用，还能促进胃肠蠕动，帮助我们达到养胃护胃的效果。经常锻炼还能拥有漂亮的腹肌。

仰卧起坐是比较方便的运动方式，仰卧起坐有很多的功效：

第一，仰卧起坐能加强腹肌锻炼，增强胃肠蠕动，从而有利于恢复胃张力，达到养胃护胃的目的。

第二，对于胃病患者来说，坚持仰卧起坐锻炼还能预防胃下垂。

第三，仰卧起坐能锻炼腹部肌肉，使腹部肌肉收紧，更好地保护好腹腔内的脏器。

第四，仰卧起坐对发展平衡和支撑能力起着重要作用。可以改善中枢神经系统，有助于骨的坚实，关节的灵活，韧带的牢固，肌肉的粗壮及弹性，同时能加速血液循环，增大肺活量，促进生长发育，提高运动能力。

第五，仰卧起坐还可以通过拉伸脊椎，调节中枢神经系统，从而改善身体的抗病能力。

第六，对女性朋友来说，仰卧起坐能锻炼腹股沟。因为腹股沟有许多毛细血管和穴位，做仰卧起坐可以刺激在腹股沟的血管，加速血液流动，因此对于很多妇科疾病有预防作用。

第七，仰卧起坐还能减肥，但需要每次慢起做150个以上才能燃烧脂肪。

仰卧起坐需协调好呼吸方法，在运动过程中能刺激肠胃的蠕动，便于排出体内的排泄物，及疏通肠胃内的空气，能很好地预防便秘。仰卧起坐我们可以每日早晚各做10～20次，锻炼时我们可以仰卧在地板或床上，两手放在身体两侧，头向上抬，尽量利用腹肌的力量来时身体做起来，然后再躺下。

需要注意的是，仰卧起坐不要在饭后马上进行，且进行锻炼之前最好先进行5～10分钟的热身运动，身体里外都"热"起来为好。胃病患者在练习仰卧起坐的时候应保持呼吸顺畅平稳，不能屏气憋劲儿。锻炼时也可以结合做一些拓展性动作，加强对腹肌的训练。

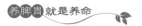

散步一小时，养出好身体

现代生活中大部分人的工作压力都非常大，往往回到家已经筋疲力尽。晚饭过后大多数人会选择看电视或者玩电脑游戏，很难有时间去锻炼身体。

我们在生活中可以有效利用饭后的时间，只用一个小时来散步，

> **散步能加强呼吸系统功能**
> 散步时我们的呼吸会加快、加深，这样既满足了肌肉运动时对氧供给的需要，还能够使膈肌活动的幅度增加。

就可以很好地让自己的身体运动起来。常有古语流传说"百练不如一走"，说的就是散步的功效。

第一，饭后散步，能够有效地对胃肠进行"按摩"，会促进和改善胃肠的消化和吸收。长期坚持散步还能缓解消化不良和慢性胃炎等疾病。

第二，散步能够加快我们的呼吸，既能有效满足机体的氧气需要，还能锻炼呼吸系统。

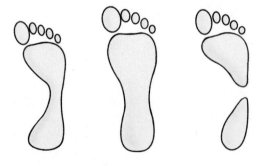

✦ 每天坚持散步，可促进肠胃活动，加快食物的消化。

第三，散步还有帮助我们身体镇静的功效。散步时可以调节中枢神经，促进胃溃疡的愈合。

第四，散步中可以促进血液循环，使劳累的神经细胞得到充分休息。睡前散步还能起到缓解失眠的作用。

需要注意的是散步最好缓慢行走。但不要时间过长，一般来说30分钟，达到微微出汗的状态就可以适当的休息了。

对于体质较差的朋友，尤其是患有胃下垂等病的朋友饭后并不宜散步，可以选择在饭后平卧10分钟。饭后走一走，活到九十九，散步运动量虽然不大，但是却对我们的健康大有好处，希望朋友们可以坚持。

太极拳，脾胃健康的好帮手

太极拳是我国传统的武术健身项目，也是我国民族文化遗产中宝贵的财富，长久以来在社会上有广泛的传播。

太极拳因为可以起到强筋健骨的作用很受老年朋友的欢迎，其医疗保健价值已经越来越受到人们的重视。太极拳所具有的轻松柔和的运动特点对疾病预防和延缓衰老有很好的作用。

太极拳防衰老

太极拳对身体的保健效用很多，最受人们关注的就是它的防衰老作用。坚持太极拳的练习能够缓解压力、促进身心和谐，强化身体各项机能。

下面我们来总结下太极拳对身体的好处：

首先，太极拳对人的消化系统有很好的促进作用。练习太极拳时要求人的注意力集中，需要我们的双手、腰、双脚一起配合，这个时候具有效地提高中枢神经的兴奋作用。

其次，太极拳能够使呼吸加深，能对胃肠、肝脏进行有规律的按摩，促进消化，可以预防消化不良、胃下垂、便秘等。

再次，太极拳还能有效地促进人体内经络疏通与气血流畅，有利于新陈代谢及增强身体各器官的机能，增强自身抵抗力。

最后，经常打太极拳心脏血管系统也有很好的影响，不仅能加强血液循环，对预防各种心脏疾病、高血压及动脉硬化也有较好的调理作用。

对于患有慢性胃病或者胃溃疡的朋友来说，练习太极拳更是可以帮助恢复胃肠功能：

第一，长期坚持太极拳可以舒缓压力，身心得以舒畅，帮助胃肠不再处于紧张状态，胃病引起的各种不适会慢慢得到改善。

第二，练习太极拳时我们的呼吸要与招式动作相互协调，这个时候会使得胃肠蠕动得到加强，有促进胃肠消化和吸收的作用。太极拳本身具有轻松、自然的特点，帮助我们身心协调，能够促进呼吸、意念与运动三者和谐统一。可以说，它是现代人很好的一种减压运动之一。

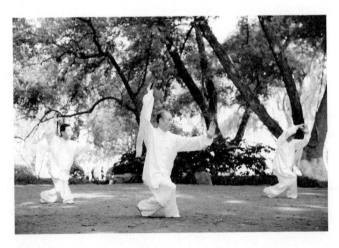

✦ 太极拳除了能强健脾胃，还能抵抗衰老，适合各个年龄段的朋友练习。

赶走脾虚，按对这些穴位就够了

穴位按摩是我国祖国医学的重要瑰宝，在遵循医嘱的情况下按摩特定的穴位，能够激发我们身体的经络之气，强身健体，提高我们人体的免疫力。针对脾胃问题，我们身体上也有对应的穴位可以起到保健祛病的作用，让我们一起来了解一下吧。

揉三阴交穴：排出毒素和湿气，还能抗衰老

三阴交穴说的是肝、脾、肾三条阴经的交会点。足部的三条阴经中气血物质都在这个穴位交会。肝藏血、脾统血、肾藏精，可以说三阴交穴是我们身体自然带有的百万财产，我们要好好利用这笔财富让我们的身体变得更好。

取穴方法：

三阴交穴的位置，我们正坐、屈膝，除大拇指外。其他四个手指并拢，横着放在足内踝尖（脚内侧内踝骨最高的地方）上方，小腿中线与手指的交叉点就是三阴交穴，也就是通常所说的足内踝上三寸、腿骨内侧后缘的地方。

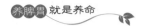

按摩方法：

按摩的时候我们可以用中指或者拇指的指腹按压，一压一放为一次，也可以采用握拳有节奏地叩击的方式。

功效：

三阴交穴是脾经的大补穴，每天上午的 9 ~ 11 点，按摩左右腿的三阴交穴 10 ~ 20 分钟，能够把我们把身体里面的湿气、浊气、毒素都排出去，调治肌肤过敏，还能调理脾胃虚弱和消化不良。不仅如此，三阴交穴还是帮助我们维持年轻、延缓衰老的宝穴。晚上 17 ~ 19 点是肾经保养的好时机，坚持按摩三阴交穴可以帮助女性朋友气血畅通，保养子宫和卵巢。晚上 21 ~ 23 点按摩三阴交穴可以调理月经，帮助紧致肌肤、祛斑、祛痘。

不过以上的这些效果都需要我们长期坚持才有效，每天抽出一定的时间按摩三阴交穴，保持良好的心情和充足的睡眠，相信我们的身体一定会越来越好。

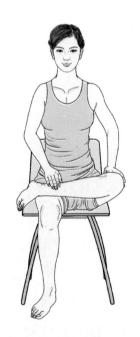

✦ 每天按摩三阴交穴 10 ~ 20 分钟能够把我们身体里面的毒素、湿气排出体外，调理脾胃虚弱。

按揉天枢穴：脾脏的"信号灯"，增强胃动力

现代人由于各种各样的原因，经常受到消化不良和排泄不畅的困扰，如胃胀、便秘、腹泻、腹痛等等，不但对身体健康不利，情况严重的还会影响到工作、学习。遇到这种情况，我们可以按摩天枢穴，天枢穴能够有效刺激并调整肠胃的蠕动，对肠胃的改善起到良好的促进作用。

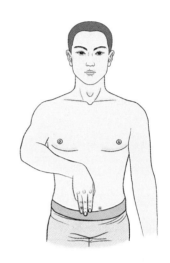

✦ 每次按摩天枢穴3分钟就能达到调理肠胃的作用，长期坚持还能缓解便秘。

取穴方法：

想要找对天枢穴的位置，首先我们要仰卧或者正坐，双手手背向外，拇指与小指弯曲，中间三指并拢，以食指指腹贴于肚脐，无名指所在的位置就是天枢穴了，也就是我们平常说的肚脐眼旁开两寸的地方。

按摩方法：

按摩的时候我们要掌握好方法，双手掌心向下，以食指、中指、无名指三个手指头垂直向下按并向外揉压，施力点在中指指腹。

功效：

天枢穴是调理肠胃的好帮手，不论是对急性或者慢性肠胃病都有很好的疗效。按摩天枢穴可以促进肠胃蠕动、增强胃动力，长期坚持

天枢穴增强胃动力

天枢穴能够有效刺激并调整肠胃的蠕动，对肠胃的改善起到良好作用。

还能治疗便秘、腹胀，对女性朋友治疗月经不调、痛经也有帮助。不仅如此，按揉天枢穴还能起到一定程度的减肥作用，每天早晚各按 1 次，每次只需揉按 3 分钟即可达到效果。

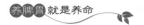 揉隐白穴：解救腹胀、食欲不振的小能手

隐白穴听起来很神秘，其实隐就是隐秘、隐藏的意思，白是代表肺之色，气也，隐白穴指的就是脾经体内经脉的阳热之气，由本穴外出脾经体表经脉的穴位。隐白穴具有调经统血，健脾回阳的功效。

> **夜间多梦按摩隐白穴**
>
> 很多朋友会有夜间多梦的困扰，多梦会影响睡眠质量，不能有效缓解疲劳。这个时候我们可以每天睡觉前按摩隐白穴 5 分钟，可以改善睡眠质量。

取穴方法：

隐白穴是足太阴脾经的井穴，隐白穴位于足大指末节内侧，距脚趾甲 0.1 寸。

按摩方法：

按摩隐白穴时我们可以用拇指和食指揉捏脚的大拇指末节两侧，按压时要注意力度稍重，每次按摩 5 分钟就可以，每天最好按摩两次。

功效：

隐白穴除了可以调理脾胃，对腹胀有很好的缓解作用，常按摩隐白穴

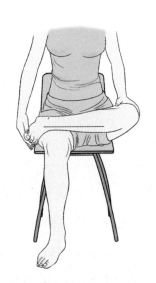

✦ 隐白穴每次只要按摩 5 分钟就能帮助缓解食欲，有多梦症状的朋友也可以按摩隐白穴。

还能起到增进食欲的作用。值得注意的是隐白穴搭配三阴交穴一起按摩，还对出血症有很好的疗效。除此之外，隐白穴还能缓解月经过多，对夜间多梦也有疗效。

揉阴陵泉穴：既能通经活络又能健脾理气

阴陵泉穴是足太阴脾经之合穴，五行属水，是除湿的大穴位之一。我们生活中常见的如关节炎、湿疹、青春痘、颈椎病等疾病都是由于脾湿引起的，要治疗这些病，首先就要除湿，需要我们调理脾经，这时就需要多加利用阴陵泉穴。

取穴方法：

想要找对阴陵泉穴，我们需要正坐或者仰卧，阴陵泉穴位于小腿内侧，膝下胫骨内侧凹陷中，与阳陵泉相对。

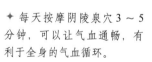

✦ 每天按摩阴陵泉穴 3 ～ 5 分钟，可以让气血通畅，有利于全身的气血循环。

按摩方法：

按摩时，我们每次可以揉捏 160 ～ 180 次左右，每天早晚可以各按摩一次，最好两条腿依次按摩，大概两周左右就可见效。

功效：

按摩阴陵泉穴能调理脾虚引起的肥胖，大部分肥胖朋友的代谢能力都比较差，需要养脾。很多朋友会有小腿肿胀的困扰，这是气血不畅的症状，阴陵泉穴又被称作"小腿消肿穴"，每天按摩阴陵泉穴 3 ～ 5 分钟，可以让气血通畅，有利于全身的气血循环，避免身体僵硬。阴陵泉穴还对治疗前列腺炎有很好的帮助。

按摩期间我们搭配食用山药薏米粥，除了补气血还具有清利湿热、健脾理气、益肾调经、通经活络等作用。

气血不畅揉阴陵泉穴

容易肥胖、气血不通畅是现代人的通病，其实每天只要坚持按摩阴陵泉穴3分钟就能有利于身体血液循环。

揉足三里穴：缓解便秘、消化不良，改善机体免疫功能

足三里穴是中医术语，是"足阳明胃经"的主要穴位之一，是强健身心的大穴。三里指的是理上、理中、理下。胃处在肚腹的上部，胃胀、胃脘疼痛的时候就要"理上"，按足三里的时候要同时往上方使劲。腹部正中出现不适，就需要"理中"，只用往内按就行了。小腹在

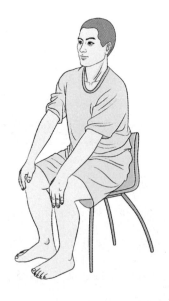

✦ 每天抽出一段时间按摩足三里穴，能够缓解便秘和腹泻等症状。

肚腹的下部，小腹上的病痛，要在按住足三里的同时往下方使劲，这叫"理下"。

取穴方法：

找对足三里的穴位，我们要正坐，屈膝 90 度角，手心对髌骨（即左手对左腿，右手对右腿），手指向下，无名指指端下方与中指平行处就是足三里穴。

按摩方法：

按摩的时候，我们只需用中指的指腹垂直用力按压穴位，这时会有酸痛、胀、麻的感觉，这说明按压已经开始起作用，不用有多余的担心。每天早晚我们可以各按揉一次，每次只需 3 分钟就可以。

功效：

足三里调和脾胃的功效很强大，如果遇到胃腹闷胀、吐酸、呕吐、腹泻、便秘等症状，只要经常按摩足三里，就能够达到治疗保健效果。

长期按摩足三里穴还能调节机体免疫力，增强抗病能力。足三里是一个能防治多种疾病、强身健体的重要穴位，还对于抗衰老延年益寿大有裨益。

足三里穴是脾胃保养的大补穴

足三里调和脾胃的功效很强大，如果遇到胃腹闷胀、吐酸、呕吐、腹泻、便秘等症状，只要经常按摩足三里，就能够达到治疗保健效果。

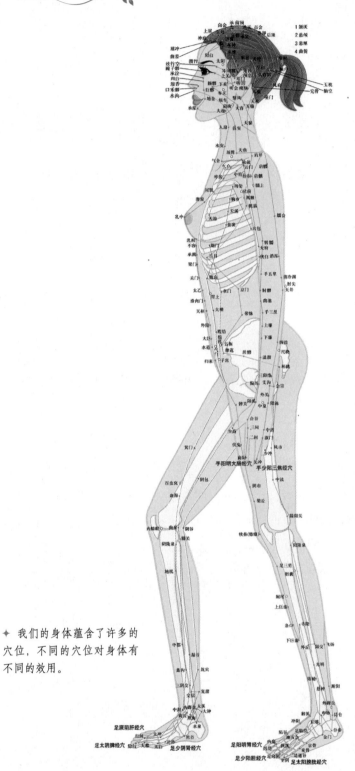

✦ 我们的身体蕴含了许多的穴位，不同的穴位对身体有不同的效用。

第四章
养脾胃·补
日常饮食吃出健康脾胃

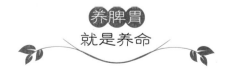

脾胃是我们身体的"粮库"，掌管着我们身体中能量的吸收和分配。肠胃功能好，我们的身体才能吸收更多的营养。保养脾胃的第一步就是要从每天我们所吃的食物入手。针对自身脾胃的具体情况，补充对脾胃有益的食物，好的营养搭配调理出好的脾胃。

对脾胃有益的健康食物

脾胃健康是大家关心题，下面这一节，我们就来和大家一起来了解、认识那些对我们脾胃健康有好处的食物。日常生活中，我们也可以多摄入这些食物。

莲藕：消食止咳，大家都爱的养胃佳品

藕含有丰富的营养成分，如淀粉、蛋白质、碳水化合物、鞣质和多种维生素、矿物质，养阴润燥，对人体有滋补作用，早在清朝的时候就被定为御膳贡品。

藕可以分为生吃和熟吃，生藕和熟藕具有不同的药理价值。生藕性凉，具有清热凉血的作用。莲藕煮熟了以后，味甜，有养胃滋阴、健脾益气的功效。

莲藕中含有黏液蛋白和膳食纤维，这两种物质能够帮助体内及时排出多余的脂肪。莲藕还能散发出一种独特的清香，含有鞣质，可以健脾止泻，增进食欲，促进消化，有益于食欲不振者恢

✦ 常吃莲藕能健脾益气增强胃动力。

复健康。常吃藕还能补益气血，增强人体免疫力。

就调养脾胃的功效来说，我们最好将藕做熟了来吃会比较好。特别是冬天的时候，气候比较干燥，胃的抵抗力不够，把莲藕做成汤非常养胃。患有胃病的朋友更需要多喝藕汤来调理脾胃。莲藕炖到红色时，其健胃效果是最佳的。

我们也可以将莲藕切成小丁，和土豆一起加入小米中熬粥吃，早晚一碗可以起到增强胃动力，补益胃部的效用，对预防感冒也有一定作用。日常生活中我们可以喝一些藕粉，能帮助消化，还有养胃滋阴、健脾益气、养血的功效。

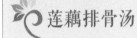

营养食谱

莲藕排骨汤

材料：猪脊骨 1000 克，莲藕 1000 克，生姜 1 块，八角 2 个，葱 2 根。

做法：

❶ 腔骨洗净，放入冷水中焯出血沫。

❷ 将腔骨趁热放入炖锅，倒入开水至锅的 4/5 处，加入姜片、八角，盖上盖子，大火煮 15 ～ 20 分钟。

❸ 老藕去皮，切成大块备用。

❹ 看锅中汤色变成奶白色，加入黄酒和香葱。

❺ 加上盖子，用小火炖 1 小时左右即可，临出锅时加入适量盐调味。

功效：莲藕排骨汤能增进食欲，促进消化，开胃健中，还有很好的补肾功效。

山药：补虚养颜，保护胃黏膜

山药可以说是蔬菜中的宝，含有丰富的蛋白质、维生素、无机盐、微量元素等营养成分。

山药当中含有的淀粉酶、多酚氧化酶能帮助胃肠消化，有利于脾胃的消化吸收，是一种滋补脾胃的药食两用的佳品。不论是脾阳亏或胃阴虚的朋友，都可以食用。

山药中独有的粘蛋白能滋润胃黏膜，还能保护胃壁，起到强胃、健胃的作用。山药有健脾利湿的作用，脾虚、消化不好的人食用山药能增强食欲，有助消化。山药还含有皂甙，有润滑的作用，有清热、清肺的功效。

不仅如此，经常吃山药还能够降低血糖，可用于治疗糖尿病。山药能有效阻止血脂在血管壁的沉淀，预防心血管疾病。

因为生山药中含有少量毒素，不宜生吃，比较适合炖汤食用，山药排骨汤就是我们平常生活中常见的一道滋补菜品，对女性朋友养颜、暖宫有着很好的保健作用。红枣、桂圆和山药一起熬汤能够补气血、健脾胃，是养胃佳品。

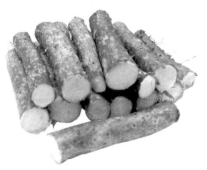

✦ 常吃山药能够保护胃黏膜。

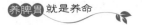

营养食谱

🌿 山药炖鸡汤

材料： 农家鸡 1 只，山药 1 根，枸杞 1 小把，葱 1 根。

做法：

❶ 鸡宰杀后，清理干净腹腔，剁成小块，葱姜洗净，姜切片，葱打成葱结。

❷ 切好的鸡块放入锅中，加入足量冷水，烧开。

❸ 放入姜片葱结。

❹ 煮开后转小火，加盖，慢炖大约 30 分钟。

❺ 山药去皮切成小块，加入锅中，继续加盖炖 10 分钟。

功效： 山药鸡汤不仅能健脾，还有很棒的厚肠胃、治疗脾虚的功效。

🥔 土豆：增加胃动力

土豆含有大量有益于人体消化的营养成分，除了味道美、易搭配，功效还很多。常吃土豆能和胃调中，还能治疗胃炎、胃溃疡。

土豆含有大量淀粉、蛋白质和各种维生素，健脾健胃，益气和中的作用很好，还能促进胃对食物的消化。土豆在进入胃之后，能够起到调节胃内酸碱度平衡，保护胃黏膜的作用。

土豆中含有大量的优质纤维素，在肠道内可以供给肠道微生物很多营养，促进肠道微生物生长发育。同时还可以促进肠道蠕动，保持肠道水分，有预防便秘和防治癌症等作用。经常吃土豆对适应胃痛、便秘及十二指肠溃疡等有一定的疗效。

土豆含有丰富的营养，是抗衰老的圣物。它含有丰富的 B 族维生素，如维生素 B$_1$、B$_6$ 以及大量的优质纤维素，还含有微量元素和氨基酸。对女性朋友来说，土豆还有呵护肌肤、保养容颜的功效，可以帮助肌肤美白、减缓衰老。

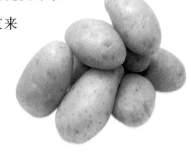

土豆的烹制方法非常多，清炒、煎炸、炖汤都可以，慢性胃病患者可以采用不同的烹调方式。需要注意的是，平常用土豆做菜时，要注意清除掉腐烂、发芽的土豆，这样的土豆中含有过量的龙葵素，很容易引发人体中毒。

✦ 土豆暖胃的功效很好，脾虚的朋友可以多吃。

营养食谱

土豆炖牛肉

材料： 牛肉 1000 克，土豆 2 个，胡萝卜 1 根。

做法：

❶ 牛肉切均匀的小块，牛肉块冷水入锅，开大火。

❷ 水开后倒入葱、姜、桂皮、八角、小茴香、香叶、花椒，盖小火炖 1.5 小时。

❸ 土豆、胡萝卜切滚刀块，炖牛肉锅加入土豆、胡萝卜。

❹ 倒入少许盐调味，火炖 10 分钟即可。

功效： 土豆牛肉搭配食用能补脾胃、强筋骨、益气血，是进补的佳肴。

香菇：增进食欲的养胃小帮手

香菇是四季可食的美味，历来有"百菇之王"的称号，是一种高蛋白、低脂肪的高级营养蔬菜。

香菇含 B 族维生素、铁、钾等，能很好地促进食欲、缓解四肢乏力。香菇含有的蛋白质和氨基酸能极好的保健身体。香菇还能补充人体所需的微量元素和矿物质。

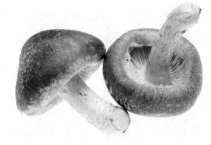

✦ 香菇是补脾，健胃的好帮手。

香菇对脾胃非常的有好处，能入肝经、胃经，具有补肝肾、健脾胃、益气血、化痰理气的功效。香菇富含维生素 B_1 及维生素 P。维生素 B_1 能参与糖氧化中的辅酶合成，为机体充分利用糖类所必需，并能增进食欲和促进生长。如果体内长期缺乏维生素 P，就会出现食欲不振、易疲劳、衰弱等症状。

营养食谱

 香菇乌鸡汤

材料：乌鸡 1 只，香菇 12 个，红枣 6 个，姜 4 片。

做法：

❶ 乌鸡清洗干净，切掉鸡头和鸡屁股，红枣和枸杞洗净，姜切 4 片。

❷ 砂锅中注入足量的清水，冷水放入整鸡，将切好的姜片放入。

❸ 加入香菇、红枣，加盖大火煮开后用小火炖。

❹ 乌鸡汤小火炖 2 小时就好，出锅前调入少许盐调味即可。

功效：香菇搭配乌鸡滋补效果很好，能补虚、健脾、化痰。

常吃香菇可以缓解食欲不振，强健身体、减肥瘦身等。香菇含有多种维生素、矿物质，对促进人体新陈代谢，提高机体适应力有很大帮助。香菇还对糖尿病、肺结核、神经炎等有治疗作用。

香菇食用方法简单多样，既可以熬炖、煎炒，也可以和别的菜肴放在一起烹调，吃火锅时加入香菇也是很好的搭配。

薏米：利湿键脾

薏米的功效很多，可以抗癌、消肿、养颜美容。薏米含有人体必需的八种氨基酸，多吃薏米可以补充体力消耗，还可以增强人体免疫力，缓解易过敏的体质，是很好的养生食品。

薏米利湿健脾的效果非常好，是最常用的利水渗湿食物，对预防、治疗脾胃受湿有很好的疗效。肠胃不好的朋友，多吃薏米就可以促进肠胃健康，能帮助健脾、补肺。薏米煮熟后特别容易消化吸收，是很好的食疗食物。

薏米含有丰富的维生素和矿物质，不会对胃肠造成额外的负担，肠胃功能不好，或者病后体虚的朋友可以将薏米当成一种比较好的补益食品。多吃薏米对缓解消化不良和慢性肠炎等有不错的辅助功效。

薏米还有利尿、解热、驱虫等多种功效。薏米中丰富的维生素 E 还可减少色斑，改善肤色，让皮肤变得更加地有光泽，看起来更加有弹性。薏米搭配红豆能提升食欲，还能预防贫血，在煮薏米时加入一小把红豆味道也会更香甜。

✦ 经常吃薏米不仅健脾还能祛湿热。

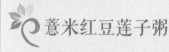

薏米红豆莲子粥

材料： 薏米 25 克，红豆 15 克，糯米 15 克，莲子 10 颗左右。

做法：

❶ 莲子、红豆和薏米用水冲洗干净，浸泡半小时。

❷ 锅中加适量水，煮开，放入泡好的莲子、红豆和薏米。

❸ 大火煮半小时，放入洗净的糯米。

❹ 中火煮半小时，开始用勺子搅拌，粘稠后即可食用。

功效： 薏米红豆莲子粥除了健脾益气，补气利湿，还有很好的美容效果。

因为薏米比较坚硬，煮起来比其他的粥需要更久的时间，所以最好提前将薏米在水中浸泡一段时间。煮粥的时候可以先用大火烧开再用小火熬煮。

胡萝卜：助消化增强胃部抵抗力

胡萝卜营养非常丰富，含有大量胡萝卜素、维生素 C、蛋白质和矿物质，是保护眼睛的好帮手。胡萝卜健脾和胃的功效也非常棒，适合有胃肠不适的患者食用。

胡萝卜中含有的胡萝卜素能增强胃壁细胞活力，维持胃黏膜层的完整，达到增强胃部抵抗力，预防胃炎、胃溃疡等症的目的。胡萝卜还是肠道中的"充盈物质"，可加强肠道的蠕动，从而利膈宽肠，通便防癌。

胡萝卜缨能起到调理脾胃的功效，能消食化痰，对呕吐、痢疾等疾病都

有一定的治疗效果。胡萝卜缨的热量很低，清淡解腻，适
合减肥人群食用。还含有丰富的维生素、微量元素
和矿物质，常食用可以补充体内所需各种营养
素，有生津利气的功能，还能化湿排毒。

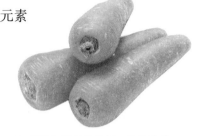

　　用胡萝卜入菜，炒、烧、凉拌都可以。
但要注意，烹调胡萝卜的过程中不要加入醋，
会导致胡萝卜素的流失。挑胡萝卜的时候我们
尽量购买黄色的胡萝卜，比红色的胡萝卜营养价值更高。

✦ 胡萝卜明目效果好，还能改善
脾胃气虚。

营养食谱

凉拌胡萝卜丝：

材料：胡萝卜2根，香菜若干。

做法：

❶ 将胡萝卜切成细丝。

❷ 加入切碎的香菜和大蒜末。

❸ 加入盐、鸡精、白醋，用筷子拌匀即可食用。

功效：凉拌胡萝卜丝有很好的养肝明目的效果，还能健脾、化痰
止咳。

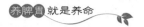

🐟 鱼肉：常吃鱼肉可暖胃

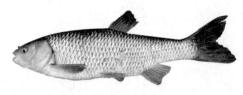

鱼是中国人餐桌上的传统食物，很受到人们的欢迎。鱼肉中含有叶酸、维生素、铁、镁等营养元素，是一种低脂肪、高蛋白的食物。

✦ 鱼肉脂肪含量低，经常吃也不易发胖，还有很好的暖胃效果。

鱼肉的暖胃功效非常好。例如我们常见的草鱼、带鱼、胖头鱼都有暖胃功效。鱼肉中含有不饱和脂肪酸，经常吃鱼肉能减轻胃部不适和胃部炎症，延缓癌症细胞扩散。患有胃炎、胃溃疡的朋友最好每周吃 2～3 次，鲜美的鱼肉和鱼汤可以滋补身体。

我们经常吃的鲫鱼，对治疗胃炎有很好的功效。经常吃鲫鱼能起到利水消肿、和中开胃、温胃进食的作用。脾胃、气血虚弱的朋友可以常常喝些鲫

营养食谱

 白萝卜丝鲫鱼汤：

材料： 鲫鱼 1 条，白萝卜半个，姜 3 片，葱 2 根。

做法：

❶ 鲫鱼去除内脏和黑膜，洗净沥干水分备用，同时备好姜片、萝卜、香葱。

❷ 锅中放油，下姜片煸香，下鲫鱼至两面金黄，加入一大碗清水。

❸ 大火继续煮至汤色变白，加入萝卜丝同煮。

❹ 盖上锅盖，用中火炖上 40 分钟左右，最后加入盐和葱花即可。

功效： 白萝卜丝鲫鱼汤具有很好的和胃、健脾的作用，经常喝鱼汤还能活血通络。

鱼汤。消化不良的朋友可以多吃带鱼，对脾胃虚弱有很好的疗效。而对于胃寒冷痛的朋友来说，可以多吃青鱼，能够养气补胃、化湿利水。

除了暖胃，儿童经常食用鱼类，其生长发育比较快，智力的发展也比较好，由于鱼脂肪里所含的脂肪酸，是促进大脑发达的最高物质，因此老年人多吃鱼对养生很有好处，可以预防老年痴呆。

鱼的烹调方法很多，炖汤、清蒸或者烧烤都可以。烹制的过程中最好保持鱼肉的新鲜度，不要将鱼做的过老，以免其中的营养成分流失。需要注意的是，鲫鱼不宜和鸡肉、大蒜等食物一起食用，感冒的时候也要避免吃鲫鱼。

木瓜：不只能丰胸，还能增强消化力

提到木瓜，人们的第一反应都是丰胸小能手。其实木瓜舒筋活络、化湿和胃的功效也非常棒。

木瓜所含的木瓜酵素可止呕止泻，调理脾胃，促进消化，对脾湿引起的消化不良有一定的治疗作用。对于胃肠道功能不良的人来说，多吃木瓜可以很好地

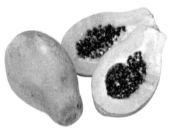

✦ 吃油腻食物后，我们吃木瓜可帮助消化。

木瓜能促进消化

木瓜所含的木瓜酵素可止呕止泻，调理脾胃，促进消化，对脾湿碍胃引起的消化不良有一定的治疗作用。

帮助消化。食物中的蛋白质要分解成氨基酸才能被人体吸收，人体分解蛋白质主要是靠胃分泌的胃蛋白酶，木瓜中含有一种被称为"木瓜酵素"的蛋白质分解酶，能够帮助

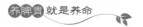

分解蛋白质。

木瓜还有很多其他功效，常吃木瓜可保护肝脏，软化血管壁，降低血脂及抗炎抑菌，木瓜还可以抗癌，防衰老和降血压。

木瓜还有美容护肤、延缓衰老的功效。木瓜酵素能去除肌肤表面的老化角质层。木瓜还富含 β 胡萝卜素，是一种天然的抗氧化剂，能有效对抗全身细胞的氧化，延缓衰老。

香蕉：缓解压力，预防胃溃疡

香蕉作为黄色食物的一种，营养非常丰富，很受人们的欢迎。

经常食用香蕉可以预防胃溃疡。香蕉中含有能够刺激胃黏膜细胞生长的营养元素，可以保护溃疡创面免受胃酸影响。香蕉所含的食物纤维，可刺激大肠的蠕动，使大便通畅，常吃香蕉能缓解便秘。

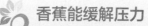
香蕉能缓解压力

作为黄色食物的一种，香蕉可以帮助我们有效地缓解压力，被称作快乐果。精神压力大的朋友可以多吃些香蕉。

香蕉缓解压力的功效也很棒，香蕉在人体内能帮助大脑制造一种化学成分——血清素，这种物质能刺激神经系统，有镇静的作用，所以常食香蕉不仅有益于大脑，还能预防神经疲劳。

常吃香蕉可防止高血压，因为香蕉可提供较多的能降低血压的钾离子，有抵制钠离子升压及损坏血

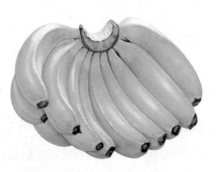
✦ 经常吃香蕉能帮助通便。

管的作用。香蕉的含钠量低，不含胆固醇，食后既能供给人体各种营养素，又不会使人发胖，是减肥时期可以食用的营养水果。

香蕉皮中含有蕉皮素，具有抑制真菌的作用，对脚气的治疗很有疗效。但香蕉中含有大量的钾，患有泌尿系统疾病的患者不宜多食用。

🍊 橘子：开胃理气好帮手

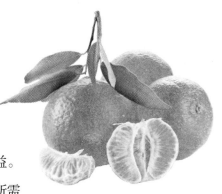

橘子是生活中常见的水果，味道酸甜适中，很受人们的欢迎。橘子富含维生素 A、B 族维生素、维生素 C 及钙、磷、钾等，对身体健康非常有益。

每天吃三个橘子，就可以满足身体所需维生素 C，多吃橘子还能够预防贫血，增加体力。橘子富含的多种有机酸和维生素能够

✦ 橘子是水果之王，维生素 C 丰富还能开胃理气。

起到促进新陈代谢、开胃理气的作用，对脾胃气滞、胸腹闷胀有很好的疗效。橘子含有的柠檬酸，还有美容和消除疲劳的作用。

橘子果肉上白色的网状通常被称为橘络，吃橘子的时候我们带着橘络一起吃能有效预防高血压。橘子皮还可以入药，就是我们所说的"陈皮"，具有健脾和胃的作用，能增加食欲。

对于很多脾胃虚寒、体质较弱的朋友来说，直接生吃过多的橘子会影响消化吸收，有的时候还会引起腹泻，我们可以尝试将橘子蒸熟再吃。

需要注意的是，因为橘子果肉

🍂 橘子不能空腹吃

橘子富含很多维生素 C，有很好的促进消化、健脾和胃的作用。但是，橘子一次不要吃太多，也最好不要空腹吃，否则很容易刺激肠胃。

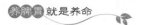

中含有一定的有机酸，为避免其对胃黏膜产生刺激而引起不适，因此，最好不要空腹吃橘子。

山楂：调理经期，还能促进消化

山楂含有多种维生素、蛋白质和各种矿物质，含有的胡萝卜素、维生素还可以减少自由基的生成，促进食欲，增强胃部免疫力，抵抗胃癌。

常吃山楂能开胃消食，促进消化液的分泌。饭后的时候我们吃一些山楂，可以刺激胃黏膜，增加胃酸分泌，促进胃肠蠕动，帮助胃部消化。山楂含有的解脂酶还能有效促进脂肪类食物的消化，减轻胃部负担。

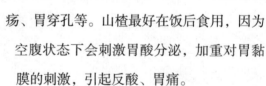

常吃山楂促消化

山楂能开胃消食，特别对消肉食积滞作用更好，能促进消化液的分泌，增进食欲，促进胃肠蠕动。

山楂还具有养颜瘦身的效果。女性朋友减肥期间吃山楂能消除体内脂肪。此外，山楂含有的维生素 C、胡萝卜素等物质能增强机体的免疫力，有防衰老、抗癌的作用。

但是山楂最好煮熟后食用，因为生山楂含有鞣酸，容易在胃内和胃酸作用生成"胃石"，引起胃溃疡、胃穿孔等。山楂最好在饭后食用，因为空腹状态下会刺激胃酸分泌，加重对胃黏膜的刺激，引起反酸、胃痛。

值得注意的是，山楂虽然能促进食欲，在中医的属性上却是只消不补，因此脾胃虚弱的朋友要少吃。

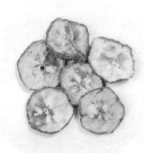

✦ 山楂能促进食欲，还有减肥功效。

脾胃不好，这些食物要少吃

火锅、烤肉、可以说是现在最受人们欢迎的食物了。可是，辛辣的食物越吃越多，我们的脾胃遭受的伤害也越来越多。辛辣食物、生冷海鲜吃起来过了一时的嘴瘾，对我们脾胃的伤害却是长久的。下面就和大家一起来分析下这些对脾胃有害的食物。

辛辣食品：胃黏膜的致命杀手

很多朋友喜欢吃辛辣食物，辣也成为我们生活中最常相伴的一种味道。热腾腾的麻辣火锅、四川麻辣烫等都是街头随处可见的美食。可是，常吃辛辣食物对我们的身体来说却是很大的负担。

辛辣食材，如辣椒、胡椒、花椒如果过多食用，会导致气虚，免疫力降低。日常生活中如果总想吃辣的食物，很有可能就是脾胃气过虚的征兆。辛辣的食物吃多了，还容易便秘、上火，变得暴躁，缺乏耐心。

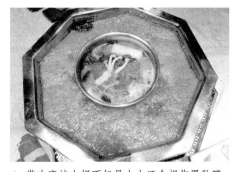

✦ 常吃麻辣火锅不仅易上火还会损伤胃黏膜。

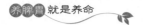

不仅如此，辛辣食物对肠胃的刺激是很大的。大量的辣椒素会伤害到胃部神经，使胃壁痉挛，引起胃酸和胀气，进而引发胃及十二指肠溃疡。辛辣食物还会对胃黏膜造成损害，研究表明在进食大量辣椒之后胃黏膜会呈出血、水肿状态，易引起胃黏膜出血糜烂，很容易转化成急性胃炎，长期还会诱发癌变。

辣可以吃，适当的吃辣还会对胃黏膜起到一定的保护作用，但要切忌要适量。患有胃炎、胃溃疡的朋友要尽量少吃生葱、辣椒等食物。

> **常吃辛辣食物降低免疫力**
>
> 辛辣食物，如辣椒、胡椒、花椒等，这些食物不仅具有很大的刺激作用，而且还具有"发散"作用，如果过多食用，会导致气虚，致使免疫力降低。

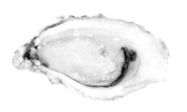

✦ 生蚝很受大家的欢迎，但是生吃不要过量会破坏消化系统。

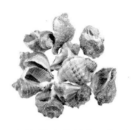

✦ 海螺味道鲜美，但不要一次性食用过多。

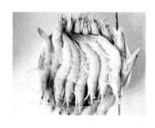

✦ 虾类最好做熟以后再食用，尽量不要生吃。

🌑 生冷食物：伤肝更伤脾

中医里面常说"胃喜暖而恶湿寒"，要想保护好我们的脾胃，少吃冰冻的食物和凉的饭菜就是非常重要的一点。

炎热的夏天，我们喜欢贪吃冷饮或者冰镇的瓜果来解暑、解渴，长时间食用生冷食品会使胃黏膜的下血管收缩，黏膜层变薄，使胃的黏膜层受到破坏。如果胃的防卫能力降低，而胃酸的侵袭力又加强，胃部就会容易出现糜烂，最后会导致慢性胃炎的形成。不仅如此，长期吃生冷食物因为会破坏消化系统的整体功能，还会引起肥胖。

有的朋友在剧烈运动后，因为身体过热，会习惯性地喝冰镇饮料来解热，这对身体的伤害非常大。剧烈活动后，全身大部分的血液会集中在四肢，胃肠血液会减少。这个时候喝冷饮，吃冰冷的食物会直接刺激胃黏膜血管收缩，引发胃液分泌减少，导致胃肠功能紊乱，严重影响食物的消化。

🌿 生冷食物损伤胃黏膜

长期过量食用生冷食品会使胃黏膜下血管收缩，黏膜层变薄，使保护胃的"天然屏障"——黏膜层受到破坏。

为了脾胃功能更好地运转，保护胃部的健康，我们要有节制地进食生冷食物，尽量少喝刺激性强的冷饮。对于患有胃肠疾病的朋友来说，更是应该少吃生冷食物，保护脾胃健康。

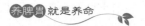 汤圆：不适合胃病患者的美食

元宵佳节，除了和家人一起共享团圆，人们也总是喜欢吃几碗热气腾腾的汤圆。但是，胃病患者或者脾胃不好的朋友不宜食用汤圆。

很多胃肠功能不好或者患有胃病的朋友，胃部的消化、吸收功能都会有障碍。汤圆是用糯米制成，食用后，糯米很难消化，因此需要在胃中停留一段时间，过量食用会影响胃部的消化功能，还会加重肠胃的消化负担。

汤圆的口味大都是以甜、咸为主，因此馅中会加入过多的糖。脂肪含量很高，食用之后会刺激胃黏膜，导致胃黏膜受到损害，加重胃炎、胃溃疡患者的胃部不适感，增加胃肠负担。因此，患有胃部疾病的朋友吃汤圆要适量，最好少吃或者不吃。

此外，汤圆粘性比较强，咀嚼时间需要比较长，且容易嚼不碎，老年人胃肠功能较

> **老人要少食汤圆**
>
> 汤圆味道香甜，一般老年朋友都比较喜欢。但是不建议老年朋友一次性食用太多汤圆，因为汤圆粘性很强，这对消化能力有很高的要求，多吃容易消化不良。

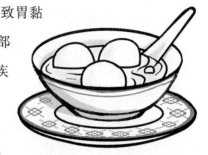

✦ 汤圆味道甜美，但食用过多会加重胃部负担。

差，过多进食汤圆会导致胃肠道功能紊乱。儿童胃肠道功能发育尚不健全，贪吃汤圆会导致消化不良。要注意，患有呼吸道疾病的孩子应尽量少吃汤圆以防加重病情。

　　吃汤圆时最好要分成小块吃，还可以与维生素、纤维素含量丰富的蔬菜或者水果一起搭配食用，可以帮助消化。

猕猴桃：脾胃病患者要远离

　　猕猴桃被称为"水果之王"，富含维生素 C、纤维素、胡萝卜素和叶酸等营养元素，有解热、健胃的功效，还有抗衰老、防癌等作用，是非常受大家欢迎的水果之一。

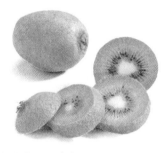

✦ 猕猴桃是果中皇后，但胃寒的朋友要少吃。

　　猕猴桃虽然营养丰富，但是却不能多吃。猴桃属寒性，过量食用会损伤脾胃的阳气，会引发腹痛、腹泻。对于身体健康的朋友来说，猕猴桃可以常吃，但是对于脾胃较差的朋友，特别是胃寒的朋友经常食用猕猴桃容易引起肠胃不适。

　　另外，猕猴桃中所含的大量维生素 C 和果胶成分，会增加胃酸，加重胃的负担，引发腹痛、胃灼热等，天气寒冷时这种症状还会加重。进入秋冬季节，胃病、脾胃阳虚患者应当减少猕猴桃的食用量。

猕猴桃多吃易伤胃
　　猕猴桃属寒性，过量食用会损伤脾胃的阳气，会引发腹痛、腹泻。

刚出炉的面包对胃伤害大

很多朋友喜欢吃面包，面包也成为很多朋友的早餐首选。面包是用小麦粉加入酵母、鸡蛋等加工而成，含有丰富的膳食纤维，易于消化，是很好的补充体力的食品之一。

很多朋友喜欢吃刚出炉的面包，觉得味道很香甜，相比于冷却后的面包口感更好。实际上，刚出炉的面包并不适合食用。面包是在烤制的过程中进行发酵的，刚出炉的面包虽然出了烤箱，但仍处于高温状态，酵母还在发挥着作用。这个时候吃面包会增强胃酸分泌，对胃造成伤害，长期会引起胃病。

我们最好是在面包出炉两个小时以后再食用，这个时候面包已经彻底冷却，酵母停止发酵，二氧化碳已经充分排出。如果喜欢面包热乎乎的口感，可以将冷面包放入微波炉里适当加热，或者做成烤面包片。面包片烤焦后，表皮会形成一层糊化层，这层物质进入人体后，可以中和胃酸、抑制胃酸分泌，保护胃黏膜。

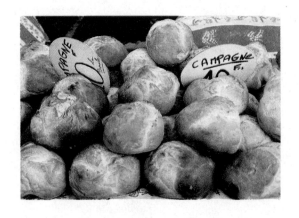

✦ 经常吃刚出炉的面包，容易伤害脾胃。

鸡精：加重胃溃疡

很多人在烹调的过程中为了追求更好的口感，会额外加入一些鸡精来调动口感。加入鸡精的菜肴味道尝起来更鲜美，更能调动大家的食欲和味蕾。

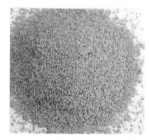

✦ 鸡精能加强饭菜的鲜美，但溃疡病患者要少食用。

鸡精主要是通过从全鸡身上提炼而成，可以说是肉汁的一种。对于胃溃疡患者及慢性胃病患者来说，不宜过多摄取油腻食物，因此用于调理味道的鸡精要尽量少吃或者不吃。

胃溃疡患者在养病期间，如果过多摄入鸡精，会给本来就脆弱的胃部加重负担，妨碍胃溃疡的愈合。如果患有胃病的朋友喜欢食用鸡精调鲜，可以等到胃溃疡恢复后，在做菜的过程中少量加入鸡精。

鸡精虽然可以调鲜，但切忌不要过量食用，长时间食用加了鸡精的菜肴，容易引起肥胖，还会加重过敏性鼻炎，甚至容易诱发高血压。

胃溃疡患者要少吃鸡精
胃疡患者在养病期间，如果过多摄入鸡精会使本来就脆弱的胃部更加不胜负荷，会妨碍胃溃疡的愈合。

第五章
养脾胃·男女及老幼

男女老幼都要
了解的脾胃知识

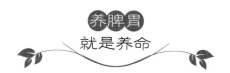

无论男女老少，有了好的脾胃身体才能运转地更和谐。从本源上来说，不同人群之间的身体素质差异，所以在保养脾胃方面也有不同的方式，这一章节我们就来学习下男女老幼如何保养脾胃。

女人这样养脾胃更和谐

　　追求娇美的容颜，苗条的身材是很多女性的努力方向，作为我们身体的后天之本，脾胃能帮助女性朋友越变越美。

🌏 大多女人都在过伤脾的日子

　　中医说的"脾"，涉及消化、呼吸、免疫、循环、运动等多个系统的功能总称。脾胃经经过面部、胸部、腹部等身体各个部位，如果这条经脉气虚、衰弱了，就会影响到行经的这些部位。女人脾气虚，就会出现面色发黄、胸部臀部下垂、肥胖等衰老的症状。

　　衰老是女人最担心的问题，几乎所有女人都想要不老的容颜，完美的身材。想要延缓衰老，就要先治疗脾虚。为什么女人最容易脾虚呢？

　　在中医理论上，导致脾气虚的原因多种多样，根据女人的生活习惯和性格等条件，导致女人脾虚主要有三大原因，但女人脾虚有三大原因：情绪敏感多思、运动量少和过度减肥。

　　女人心思细密敏感、忧愁多情，身边发生点儿什么事儿，都容易和自己联想起来，想得太多。每天郁郁不欢，生闷气，这就导致了脾虚和肝郁。比如《红楼梦》中的林黛玉，没有父母，寄住在贾府外婆家。每天顾影自怜、

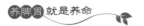

心理抑郁，又经常猜疑别人。慢慢地，林黛玉就变成了脾虚体质，变得瘦削、羸弱。

现代女性尤其是办公室人群，久坐、爱宅，运动量一般都很少。中医讲，脾主肌肉，脾虚的人容易肌肉无力，身材要么是过瘦，要么是虚胖。反过来一样，如果运动量少，也就影响到脾的健康，容易脾虚。

还有一点很重要的原因是，现代很多女性追求苗条的身材，经常节食减肥，甚至服用各种减肥产品，这都会伤害到脾胃的健康，常见的就是脾气虚、慢性胃炎、胃溃疡等病。

情绪敏感多思、运动量少和过度减肥是女性健康的大敌，建议女性积极参加户外集体活动，经常找闺蜜聊天，保证三餐规律等。女人脾胃健康很重要，拥有好脾胃才能拥有美好的身材，面色红润、肌肤紧致、体态优美等。

> **脾气虚最喜欢赖上淑女**
>
> 说话轻声细语、走路袅袅婷婷、平时多愁善感，淑女的这些行为其实都是脾气虚的表现。平时一定要注意这些细节，脾气虚是女性健康的大敌。

"吃再多也不胖"和"喝凉水都长肉"

有些女孩特别能吃，分量相当于男生，有过之而无不及，但她们就是怎么吃也没有长胖的风险。而有些人则是"喝口凉水都长肉"，明明没有吃很多东西，却身材偏胖。大多数的女性都羡慕第一种人，其实，这两类人都有脾胃病。

第一类人是由于脾气虚，脾胃吸收功能不好。脾气虚导致身体不吸收营养，新陈代谢能力减弱。年轻时表现不会很明显，但能到了40岁，这些问题就会严重影响身体健康，身材也随之发生很大的改变，很可能就会变成大胖子。如果这种人不仅经常饿，还总是口渴，那么除了脾虚外还有胃火过盛的问题，人容易感到疲惫、变得憔悴，皮肤也越来越干涩。建议这种人就要开始补脾了。

第二类人更是典型的脾气虚。一般来说，这类人还会有"痰湿"症状，也就是人体津液的异常积留。这与人的不良生活习惯有关系。经常熬夜、用脑过度、忧思过多，这都是导致脾气虚的原因。他们虽然胖，但四肢无力，是虚胖。建议这种人应该补脾祛湿。

由于脾虚的原因导致的身材走样、瘦削或虚胖，建议人们服用一些补脾的中成药。比如"参苓白术丸"，用于脾胃虚弱、中气下陷所致的体倦乏力等，主要成分有党参、茯苓、白术、白扁豆、陈皮、莲子、甘草、山药、薏苡仁、砂仁等，可以长期服用。

还有一种中药是"人参健脾丸"，也适用于脾气虚。主要功能是健脾补气，用于体倦乏力、食少便溏的人。尤其是因为脾气虚而导致气血两虚，肤色苍白或者暗黄，也可长期服用。

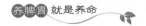

摆脱让女人头疼的月经问题，脾胃调和是关键

月经不调、痛经、月经周期不规律是很多女性朋友面临的问题，很多人会在月经来的那几天痛的满头大汗，需要卧床休息。无论是自己的身心健康还是正常生活都受到很大的影响。

> **脾胃不和谐影响月经**
>
> 月经时间不稳定、月经期间容易生病、身体虚，其实这些都和脾胃出现问题有关，脾胃的健康影响着经期的和谐与稳定。

很多朋友只知道脾胃对消化功能有着很大的影响，其实月经方面的问题在治疗上也应以调理脾胃为主，如果把脾胃调理好了，那么月经烦恼自然就没有了。

研究表明，女性朋友月经的正常与否，会受到脏腑、经络的很大影响。如果脾胃出现问题，脾不能运输营养物质，那么人体的津血就会亏虚。脾气耗损严重，久而久之就会导致月经失调、痛经、闭经等症。平时生活中最常见的症状就是月经的时间总是不规律，月经颜色偏黑，而

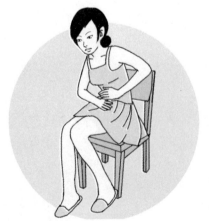

✦ 月经期间痛经是很多女性朋友的难解之谜，其实养好脾胃能够促进气血通畅，缓解痛经。

且月经期间会伴有严重的痛经。

生活中很多不良习惯也会导致月经问题的产生。饮食不规律、劳累过度都是其中因素。此外，不良情绪也会影响月经相关疾病的发作，我们都知道大怒会伤肝，忧思过度会伤脾。长时间的精神压力过大，或生活环境改变，都会引起机体的血气不和，脏腑功能失常，进而会产生月经方面的疾病。

预防治疗月经问题，我们可以利用我们身体上的一个宝穴：血海穴。血海穴是脾经上活血化瘀、通络止痛的要穴。

取穴方法：

血海穴在大腿的内侧，髌底内侧端上2寸。

按摩方法：

进行按摩时，可以将双手掌心放在同侧血海穴上，适当用力揉按1分钟左右，双下肢可交替进行按摩。最好在月经前后几天睡觉前和起床时各做1次，月经期间应停止按摩。

功效：

长期坚持按摩血海穴，可以调理月经问题。血海穴是血活化淤的，因此按摩血海穴有祛斑的作用，每天坚持在上午9～11点脾经当令时按摩血海穴，可以祛除脸上的雀斑。血海穴还有抗过敏的作用，比如用来治疗湿疹、过敏性鼻炎等。

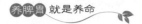 胸部过小？是脾胃不好！

随着生活水平的提高，越来越多的女性朋友开始重视起自身的投资，女性朋友对身体曲线美的认识也在加深。电视、网络上各种丰胸的广告铺天盖地，各种丰胸膏、丰胸食品也是来势汹汹。其实，胸部发育不良、胸部过小很有可能是脾胃虚弱引起的。

> **脾胃影响胸部发育**
>
> 很多女性朋友都会为自己的胸部发愁，不是发育不完善就是过早下垂，影响胸部整体的美感。其实，脾胃的好坏从内部影响着胸部的发育，养好脾胃才能打造曲线美。

胸部想要充分发育，有两个条件非常重要：首先，就是冲脉要盛。冲脉素有"血海"之称，能调整十二经气血，能够直接刺激胸部发育；其次，肾气要充足，肾气足也可以促进乳房的发育。

脾胃对胸部的发育有很重要的影响。脾胃主管人的消化和吸收，脾经的运行会经过乳房。当脾气虚弱的时候，它经过的脏腑及其他器官会受到影响。脾胃功能不好，胸部发育也会放缓，很多女性朋友胸部过小就是因为脾胃虚弱。

另外，脾主人体的肌肉，脾胃不好，肌肉组织就会无力。很多女性朋友平常运动少，脾胃较为虚弱，过了 30 岁之后胸部就会容易变得扁平，还会出现下垂。

想要真正保持胸部丰满、曲线动人还是应该从最根本的保养脾胃开始才行。

首先，就是饮食上，平常可以多吃些温补气血的小米、鸡蛋或者豆类食品，如黑豆。肉食，可以吃些温热的羊肉或者鸡肉，能够有很好的补气的功效。

条件允许，在家的时候我们可以煎煮一些调补脾胃的药膳，经常喝也会有很好的丰胸效果。

此外，我们还可以用艾灸温热冲脉和任脉的交汇处——阴交穴，也就是肚脐下两横指的位置，每天可以灸 15 ~ 30 分钟，能够刺激胸部的发育。

曲线美，来源于身体各个机能都能运转和谐。想要避免胸部过小、下垂，就要从内在养好与之相关的脾胃。

水润光滑好皮肤，脾胃协调很重要

白皙细腻的肌肤是大多数女人永恒的追求，很多女人为了皮肤好，花大价钱买各种品牌的化妆品，效果好不好先不说，其实各种化妆品对皮肤也会造成一定的负担。

要想拥有好的皮肤，养好脾胃是关键。脾胃如果不好，除了会引起消化系统及营养吸收等一系列问题，甚至还会惹来许多皮肤病的问题。

皮肤病虽见于皮毛肌肤，但是与体内脏腑气血阴阳失调有关，脾胃功能失调更是直接影响着皮肤状态的好坏。一些皮肤问题，如粉刺、黄褐斑、湿疹等都是因为脾胃功能失调所引发的，因此调理好脾胃对皮肤的保养非常重要。

长期吃饭不规律，经常喜欢吃辛辣、油腻的食物都会影响到脾胃的吸收和消化，消化功能出问题，

> **好脾胃才有好皮肤**
>
> 皮肤问题，如粉刺、黄褐斑、湿疹等都是因为脾胃功能失调所引发的，因此调理好脾胃对皮肤的保养非常重要。

会直接导致各种不良的肌肤状况的产生。过劳或经常熬夜，不利于气血的正常运行，会引发皮肤红肿热痛、干燥脱屑、色斑形成。此外，如果长期处于过度的精神压力之下，或者控制不好自己的情绪，常常愤怒、忧愁、思虑等，也会影响脾胃的消化功能，从而诱发黄褐斑、雀斑的产生。

"黄脸婆"，说明你脾气虚

"黄脸婆"也就是面色暗黄、面如土色，有些女性尤其是35岁以上的女性最容易变成"黄脸婆"，这是因为脾气虚的表现。建议这些朋友可以长期服用"补中益气丸""人参健脾

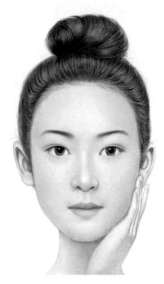

✦ 想要皮肤白皙、细腻，想要能延缓衰老不长皱纹，其实这些都和脾胃有着密切的联系，脾胃通畅，皮肤才好。

丸""五苓散"。其中"补中益气丸"可以提升脾气。"人参健脾丸"适用于因为脾气虚引起的血虚，对经常用脑的人特别有效，可以解肝郁、补脾气。主要成分是人参、白术（麸炒）、甘草、山药、莲子、白扁豆、木香、草豆蔻、陈皮、青皮、六神曲、谷芽、山楂、芡实、薏苡仁、当归、枳壳。如果你的面色开始变得发黄，建议你长期服用。

"五苓散"是健脾祛湿、化气利水的，主要成分是猪苓、茯苓、白术、泽泻、桂枝。它不仅可以使面色红润，同时还可使面容、身材变得紧致。

脸颊长出黄褐斑，脾气虚又肝郁

很多女性脸上都会或多或少有些黄褐斑，这主要是因为肝气长期郁结引起的脾气虚导致的。建议服用"逍遥丸"来疏肝清热、健脾养血，适用于因肝郁血虚、肝脾不和引起的经常性头晕、月经不调等。另外，"补中益气丸"

也有间接祛斑的作用。不过祛斑是一个长期的过程，短期内不会见效。但只有长期坚持改善、调理脾胃，3个月后就有很好的收效。

属于湿热症的朋友，首先要去湿，平常饮食上可以多食用木瓜、鸭肉来帮助消化。属于寒湿症的朋友，要以健脾、利湿为主，可以多吃些大枣、猴头菇等补气养胃的食品。

需要注意的是，很多朋友爱长痘总以为是"上火"惹的祸，往往吃苦寒的泻药来"去火、排毒"，其实苦寒的药物会伤害脾胃，不能盲目服用。

女人常吃这些，脾胃好更养颜

作为帮助我们身体进行消化、吸收的主要器官，吃对食物对于脾胃的养护有着非常重要的作用。下面介绍的这些食物能帮助我们拥有更好的脾胃，有更好的养颜效果。

菌类隐含大宝藏，养胃护肠功效好

菌类是一个大家族，包括各种菌类和菇类：比如我们常见的木耳、银耳，金针菇、猴头菇等等。近几年来，随着人们对生活品质的注重及食物营养的关注，菌类在餐桌上越来越受欢迎。

菌类营养丰富，含有丰富的高蛋白、维生素、多矿物质，不含淀粉又低脂肪，还没有胆固醇，可以说食用菌类集中了食品的一切良好特性，营养价值非常高。

第一，菌类的食物，特别是菇菌类食物益气补虚的效果很好。生活中常见的猴头菇能够很好地帮助我们健脾开胃，增进食欲。

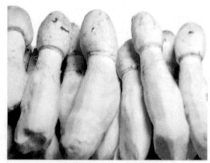

✦ 常吃鸡腿菇能够暖脾胃。

第二，菌类食物还有着很好的消食祛热、护肝健胃的作用，能促进人体的新陈代谢。像我们常吃的草菇，能起到促进胃肠消化的功能。

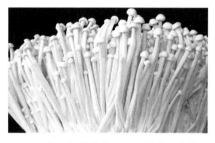

✦ 金针菇不仅能益气补虚还能帮助消化。

第三，菌类食物还有抗肿瘤、抗病毒、抗辐射、防治心血管病等功效。

第四，菌类食物对提高人体免疫力有很好的帮助，味道也很鲜美。

对女性朋友来说，菌类更是保健身体的好帮手：

第一，菌类食物有很好的排毒效果，像我们常吃的木耳能促进排毒，使肠道畅通。

第二，菌类食物乌发效果很好，多吃菌类可以使毛发亮丽、有光泽。

第三，长期坚持吃菌类食物还能帮助提亮肤色，肌肤不易起痘，更白皙细腻。

需要注意的是，制作猴头菇时则要将其炖烂如豆腐，营养成分才会真正地发挥出来。

常吃菌类食物提高身体机能

菌类食物例如：木耳、蘑菇能够起到排出体内废弃物、护肝健胃的作用。不仅如此，菌类食物还能有效增强我们身体的抵抗力及补充矿物质。

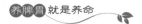 桂圆莲子粥，养出好气血

桂圆莲子粥是用桂圆与莲子，再加入圆糯米、红枣、冰糖等食材一起煲制的一种粥，是健脾长智的传统食品。桂圆莲子粥制作简单，但却营养丰富，能被当作药膳来调养、滋补身体。

桂圆莲子粥是调理脾胃的佳品

桂圆莲子粥里面含有的桂圆、红枣和莲子都是温补性的食材，搭配糯米熬煮成粥能够缓解脾胃虚寒，补养心脾，对脾胃有很好的保健作用。

对女性朋友来说，桂圆莲子粥是保养身体、调理脾胃不可缺少的好帮手。桂圆莲子粥补血安神，健脑益智，补养心脾的功效非常棒。

糯米：女性朋友容易脾胃虚寒，糯米可有助于促进食欲，糯米还含有丰富的蛋白质及淀粉，有很好的补气血的功效，能补中益气，健脾养胃。常吃糯米还能缓解腹胀、腹泻，对缓解尿频也有较好的效用。

莲子：女性朋友容易气虚，粥里面的莲子含有丰富的蛋白质、烟

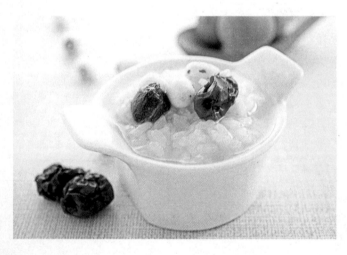

✦ 桂圆莲子粥是女性养胃的好帮手，还能当作药膳食用。

酸、镁等营养元素，强心安神、滋养补虚的功效很好，还能防癌抗癌、降血压。

枣干：红枣补气血的效果很好，粥里面加入的枣干，还有安定、宁神的效果，帮助女性朋友舒缓压力。

桂圆：桂圆营养价值很高，能够补气血，并且汁多味美，能调节粥的口感。

晚上吃一碗桂圆莲子粥还对缓解和治疗失眠、贫血有很好的帮助，长期坚持吃还能治疗记忆力减退。需要注意的是粥里面的糯米会让血糖攀升，因此糖尿病患者并不适宜多食用桂圆莲子粥。

鲜鸡肉，美容养颜健脾胃

鸡肉是比较常见的一种美食，味道鲜美，烹调方式多样，热炒、凉拌、炖汤都可以。鸡肉的营养价值非常高，适合各种体质的人们食用。

对于女性朋友来说，鸡肉、鲜鸡汤是非常好的保养小帮手：

第一，鸡肉可以补虚，对于女性朋友常有的因为脾胃虚弱引起的乏力、头晕等症状就可以吃鸡肉缓解。乌鸡的药用价值最高，对脾虚、血虚等各类虚证，都有良好的疗效。

第二，鸡肉可以缓解失眠。女性朋友由于现在工作压力大，晚上常常失眠，睡眠质量不好，补充鸡肉是很好的一种选择，鸡肉中富含维生素 B_{12}，能够维持神经系统的

鸡肉缓解失眠
女性朋友由于现在工作压力大，晚上常常失眠，失眠质量不好，往往神色疲惫，经常补充鸡肉是非常健康的一种选择。

镇定和健康，能够让烦躁的情绪稳定下来，让心情更
加舒畅。

　　鸡肉能缓解月经不调等症状，有助于补
充气血，消除疲劳。

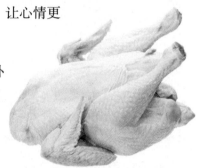

✦ 鸡肉除了脂肪含量低还能有效缓解
脾胃虚弱。

鸡肉还有很多其他功效：

　　第一，鸡肉是优质的蛋白质来源。和
牛肉、猪肉比较，其蛋白质的质量较高，
脂肪含量较低，且蛋白质中富含全部必需
氨基酸。

　　第二，鸡肉的消化率高，很容易被人体吸收利用，有增强体力、强壮身
体的作用。

　　第三，鸡肉含有对人体生长发育有重要作用的磷脂类，是中国人膳食结
构中脂肪和磷脂的重要来源之一。

　　第四，常吃鸡肉可改善缺铁性贫血。翅膀肉中含有丰富的骨胶原蛋白，
具有强化血管、肌肉、肌腱的功能。

　　需要注意的是，许多人在食用鸡肉的时候喜欢将鸡皮去掉，其实鸡皮中
含有大量的营养元素。如果不喜欢吃鸡皮，可以在烹制后再去皮，这样既可
以降低热量，又不会影响到鸡肉的美味。

脾胃是生化之源，男人要注重保养脾胃

抽烟、喝酒是男人生活中离不开的主题，压力大、身体差、情绪燥也是越来越多的男性面临的问题，很大程度上出现这些问题都是脾胃功能受损引起的。

为什么男性比女性平均寿命短？烟酒对脾胃伤害大

美国的最新研究发现，女性的平均寿命要比男性长 6 ～ 7 年。平常生活中我们也可以发现，相同年纪的女性要比男性身体更结实，夫妻中往往是丈夫先离开人世，其实，这并不是一种偶然现象，而和平常的生活习惯有着很大的关系。

与女性相比，男性的生活方式不仅不科学也是非常不健康的。很多男人年纪很小就喜欢抽烟和喝酒。研究表明烟和酒已经是现代社会人类生命和健康最凶恶的杀手之一，可以说男性在这一方面承受的损害远远大于女性。研究表明，男性心肌梗塞而入院治疗的比例是女人的 7 ～ 10 倍。该病主要是由于大量吸烟、饮酒等原因造成的。

男性朋友们不规律的饮食习惯也是导致寿命降低的一个重要因素。三餐的正常进食对于脾胃的保养是非常重要的，出于工作或者是各种应酬的原因，很多男性经常暴饮暴食。男性朋友一般喜欢进食更多的脂肪和蛋白质类食物，这是导致直肠癌发生的一个重要原因。

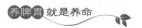

男性喜烟酒伤身体

烟和酒已经是现代社会人类生命和健康最凶恶的杀手之一，男性朋友往往受到更多的伤害。

男人要拥有好的脾胃，除了戒烟和节制饮酒外，还要保持良好的精神状态，避免长期生活在压力之下。平常多坚持体育活动，多吃新鲜蔬果。此外，由于男性朋友社交活动比较频繁，容易感染各种肝炎病毒，因此也要注意维护肝脏健康。

睡眠质量问题也要充分引起我们的注意，女性朋友往往比男性朋友拥有更多、更好的睡眠，这也是影响寿命的关键因素，男性朋友应该提高睡眠质量，深度睡眠可以帮助缓解一天中的疲劳。

现代社会，无论是工作还是家庭，身为男人都要担当着更多的责任，因此男性朋友更应该尽力保护好自己的健康，这是对自己的负责，更是对一个家庭的负责。有意识地提高自己的生活质量，拥有合理的生活规律，克服吸烟、饮酒等不良习惯。

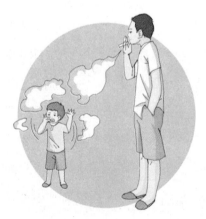

✦ 吸烟看起来很酷，对身体的伤害却很大，同时二手烟还会给身边人造成危害。

有了好脾胃，夜夜都好眠

《黄帝内经》中有句话说"胃不和则卧不安"，也就是说脾胃功能失调，那么必然会影响到睡眠。所以失眠先调理脾胃是有道理的。

不善待脾胃，过饱、过饥或是饮食不规律，都会造成脾胃亏虚，久而久之，脾胃开始出现毛病，恶心或者是胃胀难受等症状都是脾胃不适的表现，这也直接影响了睡眠。对于有失眠症状，同时脾胃又虚弱的一部分人来说，调理脾胃很关键。调节脾胃功能，使其恢复和谐，睡眠自然也就改善了。

那么，如何调理脾胃提高睡眠质量呢？

首先，我们的情感因素对食欲、消化有很大的影响，想要调理脾胃，保持良好的情绪是很重要的。不良情绪可导致食欲下降、腹部胀满、消化不良等。

其次，饮食上调理脾胃也会帮助睡眠。饮食应有规律，三餐定时、定量、不暴饮暴食。要常吃蔬菜和水果，少吃有刺激性和难于消化的食物。

最后，可以参加适当的体育活动，适当的体育锻炼能使胃肠蠕动加强，促进食物的消化和营养成分的吸收，并能改善胃肠道本身的血液循环，促进其新陈代谢。

在睡前我们最好还要遵循三宜原则：**一要睡前散步**。睡前散步可以帮助我们更好的集中自己的精神，还能帮助消化晚餐的食物。**二要睡前足浴**。睡前用温水洗脚 15 ~ 20 分钟，使脚部血管扩张，可促进血

失眠问题找脾胃

很多朋友明明白天工作很累、身体很疲劳，到了晚上却睡不好，睡眠质量非常差。很大的原因在于脾胃不好，直接影响了睡眠问题。

液循环，使人易于入睡。**三要睡前刷牙**。口中清洁，利于睡眠。

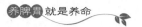 元气差，补脾胃才是根本

元气是一个中医术语，实际上就是指人体在正常情况下，全身机体及各脏器功能状态健康的、综合的生理指标。元气也可以说就是人体生命力的综合指标。当人体虚弱时，人体的各个器官不一定会有器质性的改变，但会出现各个脏器功能下降的情况。

元气是生命的内在能量，是生命的主宰，是化生五脏六腑生理功能的动力之源。元气使生命之本。元气的盛衰不但决定了人的生命质量，而且决定了人的寿命长短。中医认为，气是构成万物的本源。故古人有"断气"之说，这个"气"不是单指人的呼吸之气，而是指"元气"。

元气是健康之本，要保持好元气我们要尽量做到以下几点：

第一，要保护好牙齿，因为牙齿承担着咀嚼的重任，这直接关系到食物的消化、吸收，以及唾液腺、酶的分泌，可以使脾胃的功能正常运转。

第二，是要经常保持轻松、乐观的情绪，这样才能使胃口大开。

第三，是要适当饮食，遵守饮食规律。不暴饮暴食，贪吃油腻食物。

第四，要避免过度喜怒哀乐，

✦ 繁忙的生活中我们应该抽出一些时间来进行读书看报等休闲活动，这样才能拥有好元气，动力更充足。

情志变化过激最能影响人的身心健康。所以必须竭尽一切之可能，施用最佳之法，避免过度喜怒哀乐。

第五，要早睡早起，经常熬夜会损伤元气，长期这样等于慢性自杀。

在养元气的过程中，我们要合理安排生活，特别是保持健康的生活习惯，这样身体才会越来越健康。

缺少元气影响食欲

一个人元气差，人体的能量大量丧失，会导致胃经的空虚亏乏，脾胃之气不足，食欲低下，吃饭不香。

脾胃不好，容易得脂肪肝

很多人觉得脂肪肝是富贵病，是由于食物营养摄入过多造成的肝脏脂肪堆积引起的。其实，这只是其中的一项原因。由于营养过多超过了自身新陈代谢的能力，营养物质就变成了脂肪储存在身体内，尤其是堆积在了肝脏，造成的脂肪肝。

脂肪肝的患病比例男性大于女性，这就是因为造成脂肪肝的主要原因有男性经常喝酒，酒精损害了肝功能，新陈代谢能力下降，最后变成了酒精性脂肪肝。

其实，从中医角度上讲，造成脂肪肝的根源是脾胃不好、气血不足。脾胃主运化，是气血之源，脾胃不好就不能很好运输营养，使得体内废弃物很难排出体外，容易堆积在肝脏里，从而影响到肝功能。脾胃出了问题会影响到五脏六腑，不仅仅是肝脏，身体其他脏器也会出现不舒服的症状。

患上脂肪肝，不用紧张害怕。只要有良好的饮食和生活习惯，保证营养均衡，坚持适量运动，就可以有所缓解。

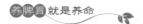

首先，要改变饮食习惯。脂肪肝患者饮食要注意清淡，合理搭配饮食，增加高蛋白质及富含维生素的蔬菜和水果，减少糖类和脂肪的摄入。尤其注意的是戒酒，酒精对肝脏的危害特别大。

其次，增加运动，运动可以促进脂肪的燃烧，降低肝脏的负担。推荐跑步、游泳、骑自行车等。

素食主义者和节食减肥的人反而易患脂肪

很多人不理解这点，其实这是由于长期素食或减肥的人营养摄入不足，体内缺少蛋白质和维生素，运转脂肪的脂蛋白生成不足，使血液中的脂肪沉积在肝内。这也就引发了营养不良性脂肪肝。

再次，要通过医生检查诊断，辅助一些中成药。比如说"逍遥丸"，疏肝健脾，适用于肝郁脾虚导致的肝脾不和，经常感到胸肋胀痛、头晕，食欲减退、容易郁闷的人。主要成分有柴胡、当归、白芍、炒白术、茯苓、炙甘草、薄荷、生姜。

如果经常感到胸闷气短、四肢无力，也可以吃些"参苓白术丸"。适用于脾胃虚弱、乏力倦怠的人，主要成分是人参、白术、白茯苓、桔梗、莲米、薏苡仁、淮山药、扁豆、甘草等。还有之前提过的"补中益气丸"，脂肪肝患者也可以适当服用，可以补正气、解肝郁。

🌀 治疗慢性病，健脾就对了

"祛病需脾胃先行"，脾胃是人体的能量源头。脾是人体的"后天之本"，"气血之源"。脾胃功能运转和谐，能够源源不断地生成身体必需的血液，将营养物质顺利运输到全身，这就为防病治病储备了能量。此外，脾属土，土克水，能够调节人体的水液的代谢，水液代谢正常体内就不容易出现湿浊，否则身体湿浊容易产生很多疾病。保证脾胃健康，可以治疗和预防慢性病，也可以促进身体五脏六腑的健康运转。

健脾养胃，首先要在饮食上调整。我们可以多食用牛肉、山药、红枣等健脾食物，在之前的章节中都有提到。我们也可以辅助选取一些中成药达到健脾的目的，比如说"人参健脾丸""补中益气丸"等。

此外，我们要经常按摩人体上的脾胃两经。脾经可以增长气血、祛除湿浊，主要穴位有隐白穴、大都穴、三阴交、阴陵泉，血海穴等；胃经可以增加胃口、促进消化，主要穴位有中脘、足三里、丰隆穴。

血海穴：

取穴方法：屈膝，在髌骨内上缘 2 寸。

功效：血海穴专治各种与血有关的疾病，不管是出血、淤血还是贫血，都可以选用此穴。另外，此穴有止痒的功效。

按摩方法：每天上午的 9~11 点按摩为最佳，每侧 3 分钟左右，不要太用力，微微感觉到酸痛感即可。

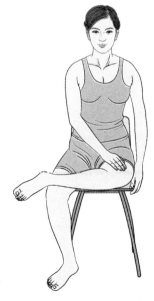

✦ 血海穴，脾经所生之血在此聚集，能化血为气，运化脾血。

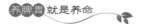

丰隆穴：

取穴方法： 在胫骨外侧偏两指，小腿前外侧，外踝尖上 8 寸左右。

功效： 缓解胃寒症状，饭后不容易消化时，按摩此穴位会有所缓解。此外嗓子有痰咳不出时，点按此穴可以明显感到喉咙清爽。

按摩方法： 此穴厚而硬，点按时可用按摩棒，或是用指节重按。

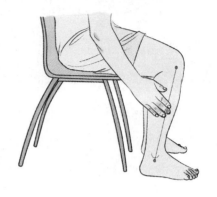

✦ 丰隆穴，主要功能是沉降胃浊。

男人养脾胃适合多吃的食物

把身体各脏器的关系比作八卦图，脾胃就是处于中心，是五脏六腑的交通枢纽。调养身体，是从养胃开始的，脾胃的运化好了，才能把吃进体内的食物和药物进行良好的吸收，达到补肾、强身的目的。

> **脾虚的男性这样吃**
>
> 脾虚的男士冬季应以补阳运脾为主，多吃性温健脾的食物，如粳米、莲子以及鳝鱼、鲢鱼、鲤鱼、带鱼、虾等水产类。

现代社会，男性面临的社会压力非常大，因此本章会介绍一些适合男性调养脾胃的食物，来帮助男性朋友拥有更好的脾胃。

男性调理脾胃，首要就是补肾

很多男性长期腰酸腿软、失眠多梦，其实这都是肾虚惹的祸。肾虚的男性饮食进补应以补肾固阳，养血固精为本。对于肾虚的男性，进补

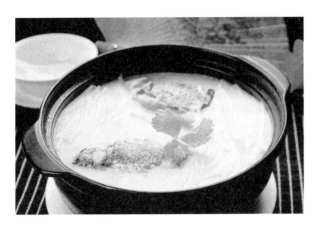

✦ 鲫鱼汤暖胃功效非常好，搭配萝卜一起炖汤，补脾胃的效果更好。

应多吃鱼、虾、牡蛎和韭菜等食物。这类食物富含蛋白质、牛磺酸、精氨酸和锌，动物的鞭和甲鱼也是补肾的最佳选择。

另外，平常多食用一些偏于温热性特别是能够温补肾阳的食物，如羊肉，补体之虚，益肾之气，提高免疫力。也可食用温性水果，如大枣、柿子等。比较推荐的是当归生姜羊肉汤。

补肾之后，我们就应该进一步加强脾胃的健康。脾不运化，或者是脾胃不协调，这个时候我们就要以补阳运脾为主，多吃性温健脾的食物，如粳米、莲子以及鲢鱼、鲤鱼、带鱼、虾等水产类。

山药、大枣、莲子富含淀粉，容易吸收，可以起到健脾益气的作用。在肉类的摄入上，应该选择纤维细腻的鱼肉为主。当然我们也要在保证每日营养均衡的基础上多喝山药粥、大枣粥、鲫鱼汤、鲤鱼汤。

很多男性朋友喜欢喝酒，不少男性还将喝酒当成饮食习惯之一。在觥筹交错、推杯换盏时，酒精"润物细无声"地伤害着男性的健康，容易疲劳、恶心、厌食、呕吐等。

对于这类男性，进补时应以高维生素、热量适宜及高蛋白食物为主。日常生活中可以有选择地多吃一些鱼类、虾类、鸡肉、牛肉，这类食物富含人体所需要的蛋白质、氨基酸，且易被人体吸收利用。赤小豆、大枣也很适合食用。

对于那些虚胖的男性朋友来说，应该控制脂肪及总能量的摄入，饮食宜清淡，少吃盐和味精等调料，做菜多采用少油的烹调方式，如清蒸、清炖、凉拌等。在用鱼、虾和海参类进补时配上赤小豆汤、冬瓜汤等清淡利尿的食物，进补效果更佳。羊肉，因其含左旋肉碱，可促进脂肪代谢，有利于减肥，适合虚胖的男士食用。

常上夜班熬夜的男士由于用眼过度，易眼睛干涩、身体疲劳。这时候可以选用含磷脂高的食物以健脑，如蛋黄、鱼、虾、核桃、花生等。还要有意识地多选用保护眼睛的食物，如鸡蛋、动物的肝肾、胡萝卜、菠菜、大白菜、番茄、黄花菜、空心菜、枸杞子及各种新鲜水果等。

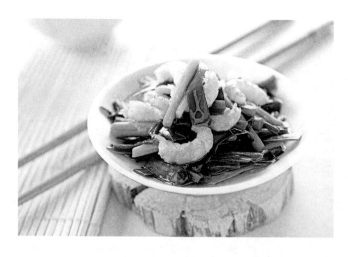

✦ 韭菜补充元气的效果非常好，搭配虾仁还能补脾胃。

孩子这样养脾胃更健康

> 脾虚的孩子胃口差、生长缓慢、易感冒，脾胃在孩子的生长发育期间起着非常重要的作用，要注意儿童的各种脾胃问题，帮助身体更好地成长。

如何判断孩子是否脾虚，是脾阴虚还脾阳虚？

孩子的脾胃相较于成人来说比较虚弱，尤其是孩子处在生长发育的关键时期，对于各种营养的需求都比较旺盛，对脾胃的功能要求也高。对于孩子来说，最大的脾胃问题就是脾虚。

家长一定要学会如何判断孩子是否脾虚，是脾阴虚还是脾阳虚？因为脾阴虚和脾阳虚是完全相反的，脾阴虚是阴虚有热，脾阳虚是阳虚怕冷。只有判断正确，才能运用对症的食疗方法、按摩穴位等调理脾胃，保护好孩子的健康。

如何判断自己孩子脾阴虚

仔细观察孩子身体的这三个部位，根据不同的反映判断是否为脾阴虚。

第一，嘴色呈现鲜红色，说明孩子脾阴不足。

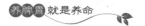

第二，舌苔很薄，舌头发红，那么可能是脾阴虚。

第三，一般下眼袋比较大，颜色微微发红，甚至发紫。

家长学会观察上面三点，就能基本上判断孩子是不是脾阴虚。此外，脾阴虚的孩子往往性格急躁、脾气大、爱动。家长应该如何调理脾阴虚呢，著名的育儿养生专家罗大伦推荐使用一道食疗方法，经过了很多家长验证，非常有效。

调理孩子的脾阴不足，除了用这个方子调理，也要适当多吃一些山药、栗子等健脾益气的食物。

如何判断自己孩子脾阳虚

什么是脾阳虚呢，孩子脾阳不足时会有哪些表现呢？

食疗方

 脾阴虚的食疗方

材料： 山药、莲子肉、薏苡仁各9克，麦冬、沙参、生地各6克。

做法： 加水，用大火煎煮，开锅后用小火再煎半小时。大约剩两杯左右的药汁即可。

用法用量： 每天服用一次，连续服用一至两个星期。

温馨提示：

❶ 此方中的用量是以6岁孩子为例，其他孩子要遵医嘱调整用量。

❷ 如果味道发苦，可以加小块冰糖调味。

❸ 有些大人脾阴不足，表现症状有口干舌燥、舌头发红、眼睛干涩、手心热，也可以用这个方子调理。

第一，舌头颜色淡白，尤其是舌边上。舌苔上往往布满齿痕，也就是俗话说的"牙印"。

第二，嘴唇的颜色发白，或是正常的，表现不明显。

第三，下眼袋较大，颜色呈现淡白色。

第四，饭后容易腹胀，身体容易浮肿。

第五，怕冷，爱吃热食，容易腹泻。

第六，不爱说话，也不爱动，一动就出汗、气喘，四肢无力。

根据这些症状表现，家长可以基本判断出孩子是否为脾阳虚？脾阳虚的孩子往往是受了寒，阳气不足，比如经常吃冷饮、吹空调等，这些不良习惯导致孩子的脾胃受伤。

如何调理孩子脾阳虚呢？家长可以试试罗大伦老师推荐的这个食疗方。

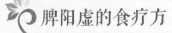

食疗方

脾阳虚的食疗方

材料：太子参、白术、炒白扁豆、芡实各3克，茯苓、山药、莲子肉、薏苡仁各9克。

做法：

❶ 将材料按比例多买几份，研磨成细粉，加入适量大米粉、糯米粉搅匀，蒸糕即可。

❷ 也可以将原材料加水，开锅后再小火煮40分钟以上。

用法用量：每天两次，每次一小杯。这个分量适合六岁以上的孩子，吃一周即可。

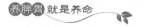 让孩子不挑食、不积食

现在很多孩子都特别挑食，看见喜欢吃的东西，就会使劲地吃下去，吃很多。看见不爱吃就不吃了，长期以往，孩子的脾胃运作就出现了问题。关于孩子的脾胃，积食的问题特别容易出现。什么是积食呢？就是孩子对某些特殊的食物摄入过量，超过了脾胃的运化能力，导致脾胃功能减弱。

孩子出现积食的问题有以下几种表现：

舌苔变厚。在中医诊断学中，舌头中间对应的是脾胃。如果这里的舌苔厚，就说明这个孩子有比较严重的积食了。有的孩子可能是舌苔全部变厚，有的只在舌头中间出现一个硬币似的圆圈，这些都是积食的表现。

嘴里有异味。孩子出现积食问题，嘴里就会散发出异味，这是由于胃气不降导致的。家长可以通过闻孩子口中的气味判断孩子是否积食。

没胃口。有的孩子一点东西都不想吃，没有胃口。这往往是胃里积了食，胃不能受纳导致的。

孩子特别能吃，但还是很瘦。这样的孩子是由于积食在脾，脾运化能力下降，身体吸收不到营养，就会出现越吃越瘦的情况。

晚上睡觉不踏实。"胃不和则卧不安"，孩子出现积食情况时，晚上睡觉时翻来滚去的，有时还会又哭又闹的。

有的孩子还会嗳气，严重的甚至呕吐；有些孩子饭后容易胀肚子、腹泻，大便特别臭，有股酸腐的味道。这些也是积食的表现。

孩子一旦出现积食问题，家长可以找医生调理，不严重的，也可以尝试一下经过多人验证有效的罗大伦老师的化积食的方子。积食是由于脾胃运化能力下降引起的，化积食的同时增加一些补脾胃的药，如怀山药、薏苡仁等，可以有效缓解孩子的脾胃虚弱问题。

营养食谱

化积食方子

材料： 焦三仙（焦山楂、焦麦芽、焦神曲，正规药店都能买到）6 克、炒鸡内金 6 克。

做法： 在砂锅中，放入适量水，开锅后小火煮 20 分钟即可。

用法用量： 饭后服用，一般两三次，孩子的积食就会消掉。

温馨提示： 这个方子是 3 岁以上的小朋友的用量，实际上七八岁的孩子可以各用 9 克，3 岁以下的小孩各用 3 克即可。

孩子保养脾胃的法则

脾胃和孩子的身体健康大有关系，因此我们要尽量保障孩子有一个好脾胃。那么保养脾胃的方法有哪些呢？

养好脾胃，首先，要在一日三餐上面多费功夫。平常生活中多给孩子吃一些五谷杂粮熬制的粥。比如玉米、薏米仁、黑豆、莲子等，都有健脾益中的作用。现在的孩子习惯吃精米，很少摄入粗粮，这其实对身体的消化能力很有影响。五谷杂粮粥可以缓解孩子因为脾胃虚弱引起的消化不良，呕吐腹泻等症状。需要注意的是在熬粥时要把豆类熬煮的时间长一些，这样孩子吃了更容

给孩子增加体育运动的时间

很多家长往往只注意孩子的学习，忽略了运动对于儿童身体的重要意义。经常参加体育活动除了能强健身体还能培养孩子积极的心态。

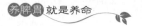

易消化吸收。

其次，体育锻炼对于孩子来说也非常重要。每天可以适当地给孩子留出一些时间，参加体育锻炼，跑步、足球、篮球等体育项目都对增强孩子的体质很有帮助。另外我们也可以帮孩子按摩腹部，能很好地促进消化吸收，加强肠胃蠕动。按摩时一定要轻柔，每次按摩15分钟左右即可。

最后，要加以注意的是，家长一定要保证好自己的情绪。给孩子营造一个良好的生活氛围也是很重要的一个条件。父母的不良情绪、压力，都会有意无意地影响到孩子，进而影响到孩子的身心健康。

老人如何养脾胃

随着年纪的增长，我们身体的器官会逐渐老化，特别是掌管着我们身体营养吸收的脾胃也会受到影响，导致消化功能下降。

老年人要注意脾胃健康

年纪慢慢变大，很多老年朋友身体各方面的机能都开始逐渐衰退，脾胃功能也会日益下降。食物的消化和吸收功能都会受到影响，对于老年朋友来说，除了预防心血管、高血压、糖尿病等老年常见疾病，脾胃的健康也要格外关注。

脾胃功能会衰退

老年朋友身体各方面的机能都开始逐渐衰退，脾胃功能也会日益下降。食物的消化和吸收都会受到影响。

有些中老年人常常会出现厌食、腹胀、腹痛、大便排泄不畅等症状，时轻时重，没有规律，这都是脾胃功能出现障碍引起的。年纪越大，身体的运动量也在慢慢减少，这样一来，体内的毒素和废弃物不能像年轻时快速排出体外，脾胃慢慢受到损害。

正是因为身体的各个器官更容易受到伤害，因此老年朋友更要注意自己的脾胃健康，这样才能保证和谐的肠胃运动，保证健康。

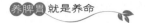 老年人这样养脾胃最好

老年人的消化系统功能本来就会比年轻人差，特别是牙齿，易松动、脱落，进而影响进食，所以脾胃的保养较之年轻人要更为用心。

多做运动、饮食清淡、饮酒适量、保持好心情，这四个方面是老年朋友养好身体的秘诀，也可以说是保养脾胃的方法。对于老年朋友来说，坚持好这四项就可以拥有健康的脾胃。

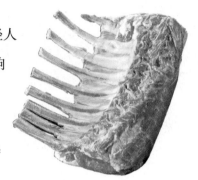

✦ 羊肉能温补脾胃，老年朋友可以多食用，能养元气。

首先，适当的运动能帮助老年朋友促进消化，增进食欲，还能更有精气神儿，延缓脾胃衰老。老年朋友可以根据自己的身体情况选择合适的运动锻炼方式。但是切忌，不要选择运动量大的项目。

其次，饮食习惯上最好以清淡为佳。油腻或者油炸食物要尽量少吃，时令蔬菜能更好的帮助吸收和消化。同时还要少食辛辣、生冷的食物。老年朋友因为牙齿的问题，咀嚼会变慢，要少吃那些不易消化且难嚼的食物。饭后可以适量喝些酸奶来帮助消化，补充肠道内缺乏的有益菌。

运动对脾胃的帮助

适当的运动可促进消化，增进食欲，精气神变得更加旺盛，延缓脏腑功能衰老。

再次，在喝酒这个问题上，老年朋友不是不可以喝酒，但要根据自身实际情况饮酒。过量饮酒不仅会伤害脾胃还会影响到血压，容易晕眩。

最后，老年朋友要保持良好的情绪，积极乐观的心态，每天心情舒畅不仅能有好的食欲，还能对生活更有信心。

从以上这些方面入手，能更好地帮助老年朋友延缓脾胃衰老，维护消化系统健康。

第六章
养脾胃·四季

应对不同季节的
脾胃保养法则

一年四季，不同的季节，对身体的保健方法也各有不同。不同的季节我们适合吃的食物是有分别的，如果在不同的季节里吃对了应季的食物，那么对脾胃的养护也会达到事半功倍的效果。这一章节，我们就分别叙述下春、夏、秋、冬四个不同季节的保养秘诀。

春季养肝，更要护脾胃

春天，万物复苏，是一年之始。随着春天的到来，我们身体中潜伏了一整个冬季的旧病也开始复发。在春天，我们更应该加强对脾胃的保养工作。

春季护脾胃有讲究

春天是旧病复发的季节，人们常说"春夏养阳"，春季养胃必须顺应春天气候变暖，阳气自然升发的特点来进行调养。

春季天气经常变化，早晚温差也大，进入春季人们的饮食较之冬天也会发生很多改变，这样很容易让人的肠胃受到伤害，因此，春季常常成为胃病的高发季节，有胃病的朋友也容易在此时复发。可以说，春季一定要加强对肠胃的调理。

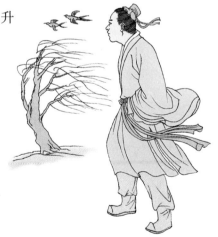

✦ 春季万物萌生，脾胃问题也会随着春季的到来容易复发，春季我们更要注意脾胃的保护。

在春季，特别是对有脾胃病的人一定要格外注意以下事项：

春季护胃，首要的一点是保暖。冬天一过，大家往往会着急脱掉厚棉衣，其实春季的气温起伏不定，穿衣过少，腹部很容易受凉。我们要及时随天气变化增减衣物，做好保暖工作。特别是晚间的时候，睡觉不要盖过薄的被子，寒气侵入肚子很容易引起胃痛以及胃病。

> **春季脾胃要注意保温**
>
> 春天一到，很多朋友会觉得寒冷的时候已经过去了，总是迫不及待地脱去厚重的外衣。其实，春寒更伤人，春季的时候我们更应该注意做好脾胃的保暖工作。

春季还要有好的精神状态，保持轻松愉悦的心情以及健康合理的作息时间。紧张以及焦虑的心情都会影响到脾胃的正常工作。春季的时候肝旺脾弱，需要养肝健脾。调养肝脏首先要有好的精神，肝与人的情绪有着密切的联系，心情舒畅，肝气才不会郁结。

初春的时候，人体消耗的热量较多，所以要进食热量较高的食物。到了春季的中旬，我们可以多吃些青菜来补充身体营养。晚春的时候，气温已经开始升高，饮食上我们可以多吃些清淡的食物，可以喝一些用银耳、大枣、薏米熬煮的粥，可以起到健脾补气、补气血的作用。

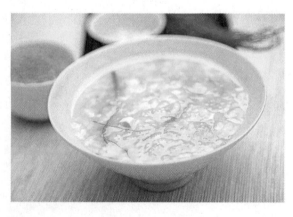

✦ 山药粥滋补效果佳，又不易上火，是春季保养佳品。

春季养脾，少吃酸多吃甜

胃对于饮食也是十分挑剔的，稍有不慎它就会让你苦不堪言。在春季饮食要以温、软、淡、素为主。只有这样才能更好地保护胃的健康。

春季是大自然气温上升，阳气逐渐旺盛之时，此时养生宜侧重于"养阳"才能顺应季节变化。春季养生，饮食上适宜选择辛、甘、温之品，宜少吃酸的，多吃甜的。

春季是肝气旺盛的时候，如果过多食用酸性食品会让肝气更盛而损害脾胃，所以应少吃酸性食品，进食过多很容易上火。下列食物要少吃：

蔬果类：西红柿、橙子、木瓜、山楂、柠檬、石榴等。

肉类：羊肉、狗肉。

春季的时候我们可以多吃红枣和山药，易能滋补脾胃：

1、红枣：

（1）补脾胃、益气血食物的首选。经常食用红枣能够缓解脾胃虚弱、气血不足。

（2）大枣还具有增强人体免疫力，帮助机体抗氧化、延缓衰老的作用。

（3）春季人体容易疲乏，可以将大枣与党参等补气健脾药物一起食用，能加强补气的功效。大枣还可以与糯米、银耳，一起熬粥食用。

2、山药：

（1）山药能健脾养胃，春季吃山药既滋补身体又不上火。

（2）山药还具有补肺、益胃补肾的功效。山药的含有黏蛋白，能防止脂肪沉积在心血管上，保持血

春季多吃甜食养脾胃

春季是养阳气的季节，这个时候我们应该多吃一些甜味的食品，会帮助我们增强脾胃的功效，酸性食物则会促使肝气过盛。

管弹性，阻止动脉粥样硬化过早发生。

其他搭配：

（1）春季饮食里可以适当多吃一点辛辣的食物，能抵抗风寒，还可增进食欲、杀菌防病。

（2）葱和蒜在春季是最嫩、最香的时候，多吃可预防春季最常见的呼吸道感染。

☯ 早春吃香菜，激发脾功能

脾就像我们身体的后勤部门，负责将我们消化吸收的供应至全身。如果脾胃出了问题，我们身体的营养运输和新陈代谢就会出现问题。比如女人的"水桶腰"，该丰满的地方没有肉，而不该胖的地方却赘肉横生；男人脾不好时，吃再多东西身体也不能吸收，反而日渐消瘦。

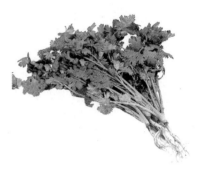

✦ 香菜，具有醒脾功能。它的芳香气味有开胃的作用。

早春季节，大家不妨多吃一下香菜，尤其是胃寒、消化不良的人非常适合吃香菜。香菜有醒脾的功效，可以激发脾功能。比如说，我们经常见到在牛肉、鱼肉上撒一点香菜叶或是香菜末，香菜的芳香能使我们胃口大开。这就是香菜发挥的激活脾的功效。

当然也要注意不是所有人都适合吃香菜的，下面这类人群就要注意了。

（1）胃热重、爱出汗，出汗后有浓重体味的人少吃香菜。

（2）对香菜过敏的人不要吃。

（3）最近做完手术的人不要吃香菜，容易留疤。

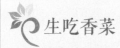

生吃香菜

　　材料: 香菜 1 把。

　　做法: 香菜洗净后，切段，用酱油、花椒油、香油，再加少许盐和糖，均匀搅拌即可。

　　温馨提示:

　　❶ 选用香菜时，选早春新上市的香菜，三寸多长的为嫩，连根一起吃，对抗心肺病毒也有很好的作用。

　　❷ 香菜不用焯熟，生吃就好，现拌现吃。

夏季脾胃问题多

长夏时节是土地最有生机的时候，也恰恰是养生脾胃的最佳时机。我们要抓住一年当中难得的夏季时光，好好养护我们的脾胃。

夏季脾胃容易出现的问题

炎炎盛夏，人们常常会觉得暑热难耐、心烦意乱，人体脾胃的运化功能极易受到影响。同时天热又使人睡不好觉，心情烦躁，也影响脾胃功能。所以说长夏更应该重视调养脾胃，祛暑祛湿。

人体五脏分金、木、水、火、土，脾五行属土。中医还讲究五脏应四时，脾与四时之外的"长夏"相应。脾主运化，补给全身，与土能载物、生化的作用是类似的。长夏时节土地最有生机的时候也恰恰是养生脾胃的最佳时机。

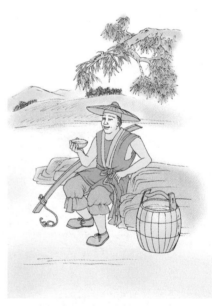

✦ 夏天天气炎热，容易出现苦夏症状，要注意脾胃的防护。

夏季天气炎热，且湿气较重，脾胃的运化能力会下降。很多人易胸闷不适、食欲不振、疲劳乏力、烦躁等，这就是我们常说的苦夏症状。苦夏之苦主要源于脾胃之苦。要想苦夏不苦关键要注意两个方面：

首先，要从饮食入手，每餐不宜吃太饱，吃太饱增加消化负担，会致使脾胃运化能力下降，还要少吃油腻，饮食清淡，适当清理脾胃堆积，健脾和胃。选择一些祛暑、祛湿、健脾类的食物，比如绿豆、西瓜、薏米等。

其次，适当做一些运动。夏季因为天气较热，人们往往不愿意进行运动，但适量的运动有助于脾胃消化，增进食欲。夏季的时候，我们可以适当缩短运动时间，20 ~ 30 分钟为宜，可尽量选择一些室内运动，如游泳、拳操或者乒乓球等运动。

夏季时，人们易犯的错误：

贪食冷饮。夏天，似乎是冷饮的季节。冰淇淋、冰棒，各式冷饮充满了大街小巷。很多人一天可以吃好多冷饮来解暑，这个时候寒气也会随之进入我们的体内。轻则腹痛、腹泻，重则恶心呕吐。夏天虽热，可是生冷食物不能吃得太多，会引起胃肠感冒，女生还容易出现痛经。雪糕或者冰棒一天不要超过两支为好。

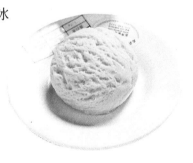

✦ 冰淇淋球味道甜美，但脂肪含量高，我们要适当食用才好。

吹空调。夏天天气热，很多人会把空调调到最低的温度，但空调吹出的冷风为外寒，对脾胃非常不好。特别是室内外温差过大，很容易感冒。夏季避暑的时候，我们一定要注意保护体内的阳气，如果总是呆在空调房里，容易引发暑热、风寒等。

穿露脐装。很多时尚女孩爱穿露脐装，赶时髦的代价是脾胃受寒。肚脐是一个很重要的穴位，名为"神阙穴"，它的背后还有"命门穴"。裸露腰腹会让这两个重要穴位受到寒邪侵袭，不仅伤脾胃，还会伤肾、伤骨头。

>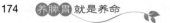
>
> **夏季盲目出汗伤身体**
>
> 炎热的夏天，大家常常会误以为多出汗会解暑，降低身体温度。其实，盲目地多出汗会损害我们身体的气血导致脾胃虚寒。

喝太多凉茶。凉茶近几年非常火爆，夏天天气炎热喝凉茶解暑效果快，但凉茶内含性凉的中草药成分，比如菊花、金银花、荷叶等，内热、上火的人可以适当喝一些。对于脾胃本就虚寒的人来说，喝太多凉茶会伤害脾胃。

不吃主食。一到夏天，很多人胃口不好，不爱吃主食，这样脾胃会越来越虚弱。如果胃口差，可适当吃开胃的食物，清淡点的如银耳粥、绿豆薏米粥，既能帮助解暑，还有很好的去火、增加食欲的功效。

熬夜。夏天天黑得晚，天气又比较热，很多人习惯晚睡。熬夜非常损害身体，容易引起气虚，久而久之就会影响脾胃的正常功能。想要身体健康，一定要有充足的睡眠。晚上睡觉不能晚于 22 点，中午较热的时候我们可以睡一个午觉，更能集中精力。

增加出汗量。许多人喜欢在夏季故意多出汗，其实夏季多出汗容易伤脾胃，导致脾胃虚寒。汗是很重要的体液，一旦出汗过多，就很容易导致人体气血两伤，出现失眠、气短等症状。对于爱出汗的人来说，我们要注意适当多补充一些盐分，可以适当喝点淡盐水。

🍃 夏季保护脾胃的要诀

炎热的天气下，人的胃口会变得不太好，心情也会比较急躁。很多胃部疾病就会乘虚而入，所以务必要做好夏季的养胃工作。

夏季，是人体新陈代谢最旺盛的时候，这个时候气候潮湿闷热，人们很容易中暑，细菌、病毒也很容易在此时侵入身体。夏季我们要从各个方面对脾胃进行调养。

夏季，人们常会出现腹胀、消化不良，因此要特别注意饮食上的调整：

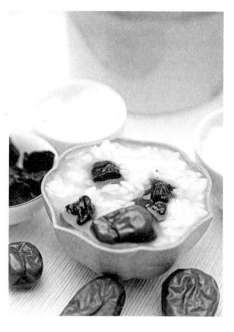

✦ 红枣粥补气溢血，夏季可以放凉食用是消暑佳品。

首先，饮食以清淡为主，减少高脂肪食品的摄入，油腻的食物在夏季更不容易被消化。可以用新鲜的时令蔬菜，多配合瘦肉、鱼肉、鸡蛋等高蛋白质食物一起食用，可以促进消化和吸收。

再次，应注意吃些含钾高的食品。夏季出汗多，钾离子多随之流失，要从食物中多摄取钾离子，我们可以适当多吃一些西瓜，既能补充钾离子也可以补充水分。

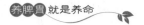

夏季脾胃养生要注意以下几点：

首先，适当运动。适当的运动可促进消化，增进食欲，使气血充足，精、神旺盛。注意，老年人要根据自身健康状况选择合适的运动锻炼方式。

其次，少吃油腻的食物。多吃蔬菜，且进食要温凉适当，以免热伤黏膜，寒伤脾胃，同时不要嗜酒无度，以免损伤脾胃。

最后，保持好心情。夏季天气燥，更要静心，要调节情志，养护脏腑之气。

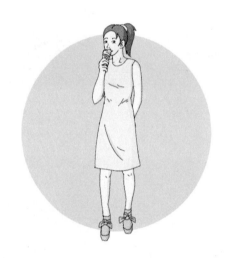

✦ 很多朋友喜欢在夏季吃很多冷饮，过量食用会伤害脾胃，尤其是女性朋友冷饮吃得太多会造成脾胃虚寒，容易影响气血通畅。

秋季保养脾胃好时节

秋季是一个胃肠疾病高发的季节，胃肠的调养在秋季就显得尤为重要，在漫长的冬天来临前，我们应养好脾胃为一年中较为寒冷的季节做准备。

🌐 秋季养脾的几大误区

秋季是保养脾胃的好时机，很多朋友会选择在这个时期调理脾胃，想为寒冷的冬季做一个铺垫，能健康地度过寒冷的季节。但是很多朋友并不了解脾胃的特性，盲目进补，会使脾胃功能变得更糟糕，甚至有患胃病的风险，现在我们就来了解下秋季调理脾胃常见的误区。

常喝稀饭。

过去主张秋天主食大多以稀饭为主，稀饭容易消化还可以帮助去火气。实际上，这种说法并不科学。据研究，稀饭容易未经咀嚼就吞下，不能与唾液充分搅拌，得不到唾液中淀粉酶的初步消化。同时稀饭水分较多，进入胃内稀释了胃液，反而不容易消化。秋季的到来，虽然容易肝火旺盛，但主食的选择上还是不能马虎，最好喝一些煮得比较粘稠的粥，既有食欲还能保养脾胃。

少食多餐。

秋季，因为天气转冷，进食的
过程中容易一次性进食过多，因此
很多人提倡在秋季少食多餐，有益
于消化和吸收。新的研究表明，食
物进入胃内，本身对胃黏膜就是
一种刺激，不仅会促使胃肠蠕动加
快，而且会使胃酸及胃蛋白酶分泌
增加，少食多餐会加大胃的工作
量。进入秋季，人们的食欲会恢复，
这个时候我们只要有节制的饮食，
按规律吃饭即可。

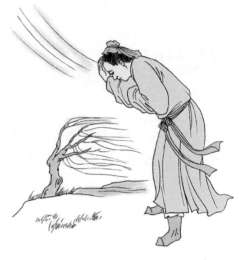

✦ 秋季的到来常常伴随着萧瑟的秋风，身心
更易受到气候的影响。我们可以在秋季通过
食补的方式温暖脾胃。

生姜暖胃。

人们普遍认为姜可暖胃，胃部不适时喝碗姜水是常见的事。秋季，天气
转凉，很多人有肚子受寒的时候，会经常喝姜水来缓解。姜是刺激性食物，
过量食用会刺激胃酸分泌，引起胃部不适或加重病情。因此，患有胃病的朋
友并不适合多喝姜水。

秋季养脾胃的法则

秋季是胃肠疾病高发的季节，这个时候胃肠的调养就显得尤为重要，很多人不知道秋季该怎么去养胃。俗话说胃病七分靠养，那么秋冬季节该如何养胃呢？

立秋之后，气温由热转凉，人体的消耗也逐渐减少，食欲开始增加。"贴秋膘"的习俗，说明大家都习惯在这个季节进补。但是虽然时至立秋，但秋老虎还没有走远，

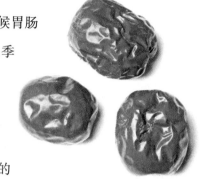

✦ 秋季天气干燥，可以多吃些红枣来补脾胃、益气血，减少秋燥。

天气仍然是湿热交蒸，盛夏余温未消，防暑和除湿仍是秋季养生保健的主题，这时最重要的是要注意养护脾胃，秋季养脾胃要注意下面几点：

第一，饮食调整。

（1）立秋过后，人们的食欲逐渐好转，会开始多吃一些肉类或者蛋白质丰富的食物，也就是我们说的"贴秋膘"。实际上此时人的胃肠功能较弱，还没有调理过来，不要吃太多的肉类、高蛋白食物，减少肠胃负担。

（2）立秋之后，天气转凉，应尽量少吃寒凉食物或生食大量瓜果。这个时候应开始慢慢避免进食西瓜、香瓜、猕猴桃等水果，多吃可健脾胃的食物，如薏米、莲子、扁豆、冬瓜等。

（3）秋天气候干燥，容易上火、便秘。秋季饮食应以健脾、清肺为主。多吃清火祛热的食物，少吃辛辣。日常饮食上最好选择具有滋阴、降燥等功效的食品，如鸭肉、鲫鱼、苦瓜、丝瓜等，既能清热、泻火，还有一定的解毒作用，尤其适宜于体热的人。

（4）多吃些酸味水果和蔬菜，它们含有有机酸和纤维素，能起到刺激消

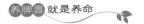

化液分泌、加速胃肠道蠕动的作用。山楂、柚子、石榴、苹果也是秋天常吃的酸味水果，不过要注意山楂不要一次性进食过多。

第二，秋乏伤身。

在秋季，受天气影响往往会觉得精神比较低迷，容易打瞌睡，常表现为食欲不振、四肢乏力等。秋乏如果持续时间较长，很容易影响到脾胃，缓解秋乏的最好办法就是适当地进行体育锻炼，可以帮助身体增强活力。另外，晚上要尽量早睡，保持充足的睡眠，也可防秋乏。

第三，预防秋燥。

秋季天气干爽，人的情绪很容易受到影响，较为急躁，容易上火，也就是所谓的"秋燥"。情绪急躁会使脾胃的消化功能受到影响。预防秋燥，重在饮食调理，我们可以适当地多食用一些能够润肺清燥、养阴生津的食物，比如梨、百合、银耳等，多喝一些去火茶也是不错的选择。

第四，预防受凉。

秋季风沙较大，身体很容易受凉。腹部寒气过重，会导致胃酸分泌增加，胃肠消化功能下降，人体的抵抗力会受到影响。我们要随时根据气候的变化，增加衣物，夜间睡觉时要盖好被子，减少腹部着凉的机会。

第五，情绪调整。

秋天是一个多思的季节，要保持精神愉快，情绪乐观，避免焦虑、紧张、忧伤等不良因素的刺激，情绪好了，脾胃功能才能正常地和谐运转。

第六，加强体育锻炼。

秋季，秋高气爽，很适宜参加体育锻炼。适当的体育锻炼，可以帮助我们改善胃肠道血液循环，增强人体抵抗力。

立秋喝黄芪粥，补气祛湿正当时

立秋时节，推荐食用补气黄芪粥。因为经过了漫长的暑夏，我们的身体的气多少有些亏虚。同时，立秋后有一段时间是中医说的"长夏"，在这个时候，空气中的湿气往下走侵袭人体，而人体内原有的湿气也不容易排出。湿邪一旦在人体中盘踞下来，就很难清除，会严重影响到我们的身体健康。初秋的养生重点就是：**补气祛湿**。

黄芪是偏温性的，有时会让人上火。但惟独在三伏天和立秋后的长夏食用，是完全可以放心用黄芪的时候。在其他季节，要根据自己的体质，气虚的人用比较合适，而阴虚有内热的人要谨慎食用。

立秋时节食用黄芪粥，能够有效地补脾气、祛脾湿。下面是高级公共营养师陈允斌提出的黄芪粥的做法。大家可以参考，在家做一份美味黄芪粥。

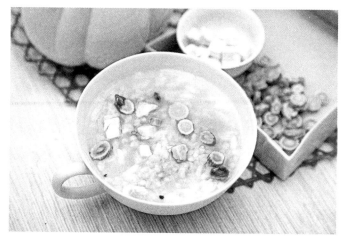

✦ 补气黄芪粥不仅健脾益气，还有降血压的功效，适合高血压、糖尿病、体虚患者进补。

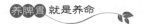

营养食谱

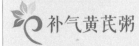 补气黄芪粥

材料：黄芪 300 克，大米 500 克（2 人份 5 天用量）。

做法：

❶ 将黄芪放置在清水浸泡半小时，约 10 到 15 杯水（普通马克杯一杯水约 300 毫升），连水一起烧开后，转中火煮 30 分钟，将药汁滗出备用。

❷ 再加等量的清水，烧开后再煮 15 分钟，再次滗出药汁。

❸ 重复第二步。

❹ 将黄芪药渣捞出扔掉。将三次的药汁混合放入冰箱保存。

❺ 每次取五分之一的黄芪水，加入 100 克大米，再加适量水煮成稀粥即可。

温馨提示：

1. 感冒咳嗽痰多的人不可以喝黄芪粥，不宜宣泄病邪。

2. 黄芪粥健脾益气，全家人都能喝。

冬季天寒，脾胃更需保暖

寒冷的冬季，是我们好好保养脾胃，进补的好时机。冬令进补能够使营养物质转化的能量储存于体内，保护脾胃。

☯ 冬季如何保养脾胃

冬季天气寒冷，而且冬季气候是处于"阳消阴长"的过程，此时气温变化较大，昼夜温差悬殊，是胃病容易发作的时期。所以冬季养胃很重要，尤其是那些患有慢性胃炎、气虚体质的人，更应在冬季温阳养胃。

冬天的时候，天气变得寒冷，我们身体受到冷空气刺激后，胃酸分泌会增加，胃肠发生痉挛性收缩，抵抗力也慢慢下降。天气转凉后，人的食欲会增加，胃和十二指肠的负担都会加重，容易引起胃病复发。下面是冬季保养脾胃的几点事项：

第一，"冬至饺子，夏至面"说的就是季节不同，饮食的重点也会不同。冬季进餐时一定要注意保温，不要食用过冷过硬的食物。为了增加御寒的能力，可以适当地进食蛋白脂肪类的食物，脂肪的摄入量可以略多于夏季，但不可过度。

第二，在食物烹饪方法方面，冬季应以煮、炖、蒸等为主，这种烹调方法做出来的食物容易保温，也比较容易消化和吸收。但要注意，冬季人们过多强调进补，常吃炖品，这些炖品往往都是油腻食物，高胆固醇食物，会加重肠胃的负担，导致消化不良、胃部不适、胀气等。油腻食物吃得过多还会进一步影响身体的健康，容易诱发高血压、糖尿病、冠心病等疾病。

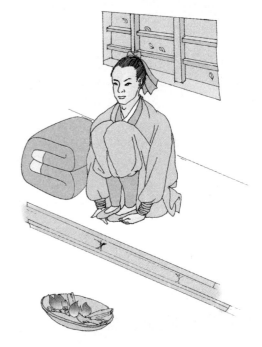

✦ 冬季天气寒冷，身体各项机能都会受到影响，此时更要注意脾胃的保暖工作。

第三，冬季天气冷，人们的户外活动量相应减少。身体长时间得不到锻炼也会影响消化功能，胃肠蠕动也会减慢，造成食欲不振、胃肠功能紊乱等，所以适当的体育锻炼对于健胃也是必不可少的。

第四，冬季要注意温热避寒。最好早卧晚起，多晒太阳，保持身体暖和。衣着要宽松暖和，外出最好带全帽子、围巾和口罩。尤其要注意胃部的保暖。胃喜暖怕冷，胃部受凉后会使胃的功能受损。患有慢性胃炎的人，平素戴个护腰能让胃部更加暖和。冬季昼夜温差大，晚上用热水袋敷脐部，具有温阳散寒作用。

第五，睡觉之前按摩腹部促进脾胃消化。右手手掌以肚脐为中心，顺时针方向由小圈逐渐变大圈按摩 36 次，再用左手手掌逆时针方向按摩腹部 36 次，能促进脾胃消化吸收功能。

为了保证我们拥有好的脾胃，无论是饮食还是日常生活我们都要尽力做到最好，给自己的身体一个交代。

适合冬季的进补食谱

寒冷的冬季，是进补的好季节，当然进补最好以食补为上。《内经》有"秋冬养阴"之说，北方冬季气候干燥，常有大风天气，因此，滋益阴精是冬季养生的重要内容。

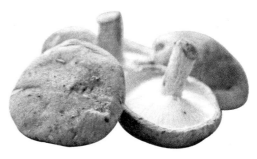

✦ 菌类汤营养丰富，冬季常喝菌类汤可以促进新陈代谢。

立冬后，就意味着冬季正式来临。进入冬季后，人体新陈代谢减慢，消耗相对减少，我们最好在冬季进行食补，冬季进补能够使营养物质转化的能量储存于体内，帮助我们增加热量，增强抵抗力。

第一，饮食要以温热为主，多食用羊肉、大枣、桂圆、糯米等，少吃冷饮、海鲜等寒性食物。

第二，冬季我们最好能多吃白菜、银耳、木耳、枸杞等补益阴液的食物。

第三，可多吃些坚果类食物，如核桃仁、榛子、松子等。

第四，平时还要注意多喝水，以免上火。

在这里，和大家分享几个适合冬季进补的食方，大家可以在家中试着做一做。

冬季养脾胃要注意保暖

冬季护胃，尤其要注意胃部的保暖。根据冬季天气变化，及时添加衣服，特别要注意腹部的保暖。

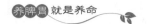

营养食谱

 桂枣山药汤：

材料： 红枣 12 粒，山药 300 克，桂圆肉两大匙。

做法：

❶ 红枣泡软，山药去皮、切丁后，一同放入清水中烧开。

❷ 山药煮至熟软，放入桂圆肉及砂糖调味。

❸ 待桂圆肉已煮至散开，即可关火盛出食用。

功效： 山药具有补脾和胃之功能，桂圆、红枣有益气血、健脾胃的作用，这道汤对温脾胃效果很好。

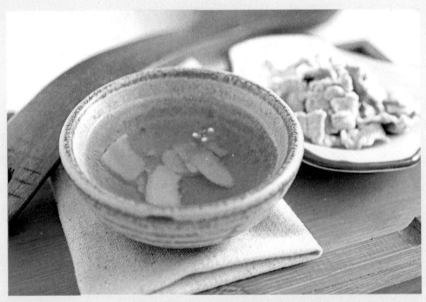

✦ 桂枣山药汤不仅能补充身体所需的营养，还有温暖脾胃的作用。

营养食谱

紫菜南瓜汤

材料：老南瓜 100 克，紫菜 10 克，虾皮 20 克，鸡蛋 1 枚。

做法：

❶ 先将紫菜洗净，鸡蛋打入碗内搅匀，虾皮用黄酒浸泡，南瓜去皮、瓤，洗净切块。

❷ 在锅内倒入猪油，烧热后，放入酱油炝锅，加适量的清水，投入虾皮、南瓜块，煮约 30 分钟，再把紫菜投入。

❸ 10 分钟后，将搅好的蛋液倒入锅中，加入佐料调匀即成。

功效：这道汤除了富含矿物质，还有护肝补肾、强健机体免疫力的作用。

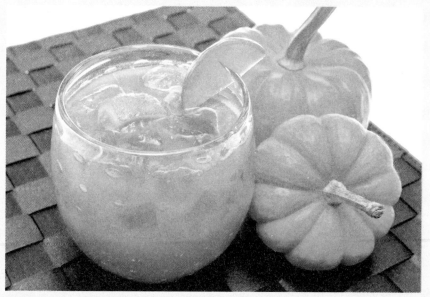

✦ 南瓜汤不仅暖脾胃还能护肝。

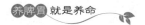
营养食谱

 羊肉糯枣温胃粥：

材料：新鲜羊肉 200 克，黄芪 10 克，糯米 100 克，大枣 10 颗，姜 5 克。

做法：

① 先将羊肉煮烂切细。

② 将糯米、黄芪、大枣一起熬煮，稍晚些加入煮好的羊肉。

③ 粥煮熟后加入适量细盐、味精、胡椒粉。

功效：这道粥养脾胃效果很好，经常食用可以温阳补气健胃，适合有胃溃疡、慢性胃炎的朋友。

第七章
养脾胃·脾胃的常识

生活中不可不知的
脾胃知识

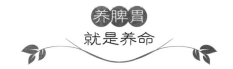

生活中，很多朋友对于胃的各种不良症状没有一个确切的认识。胃不舒服，不管病因随便吃些胃药就以为没事了。现代人的患胃病的机率越来越高，了解关于脾胃的各种小常识是我们必备的知识之一。

胃病常识

> 很多朋友常常认为自己的胃是健康的，即使有问题，也只是一点小毛病，没有必要多加关心。其实，很多细节都需要引起注意，才能避免胃病或是更加严重的病症的发生。

你不能不知的胃病病因

胃病是我们生活中的常见病，了解必要的胃病知识可以帮助我们更好地预防胃病。胃病产生主要是有以下几个原因：

工作原因：工作与胃病有着非常大的联系，大多数的胃病都是由于工作导致的不良生活习惯引起的。工作导致的生活起居、饮食不规律，使胃"怠工""罢工"，从而形成了胃病。可以说胃病的发病原因是和我们的生活习惯和职业习惯分不开的。下面我们就以几个职业为例看下工作是如何给胃部埋下隐患的。

教师这个行业很高尚，大部分老师的工作也非常繁忙，上课、备课，有时还要给学生进行课后辅导。不注意劳逸结合，精神和体力上的负担都很重，导致大部分的老师胃都不好，患胃病的机率也非常高。

对于教师来说，一定要注意劳逸结合，留出一定的时间锻炼身体，毕竟身体健康才能有更多的精力投身于工作中。

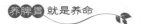

职业胃病不容小视

胃病和生活习惯有着很大的关联，这也是为什么很多吃饭不规律、休息时间不固定的职业人群大都胃不好甚至患有慢性胃病的原因。

另外，像记者、司机也都是胃病的高发人群。记者和司机大部分喜欢吸烟来缓解压力，会增加胃酸的分泌。司机朋友每日开车的时间长，工作时间都是坐在车中，几乎没有运动时间，极容易造成内分泌系统功能紊乱，这些都是诱发胃病的原因。

记者朋友平常外出工作时，可以随身携带些零食，来不及吃饭时可以补充体力。司机朋友每天工作时间后，一定不要立刻坐卧休息，最好散散步或者进行慢跑，能够促进胃肠蠕动。

上班族也是胃病的高发人群。很多上班族都是睡得晚起得晚，早上往往忽略了吃早餐的习惯，午饭大多是快餐随便糊弄，往往半夜会再吃一顿宵夜，一整天的饮食都是不规律的。工作压力大、饮食不规律，长期下来对胃造成的伤害是巨大的。

上班族朋友一定要保证三餐按时吃饭，尤其是早餐能补充一天的营养，另外还要在精神上尽量放松，不要压力过大。

精神原因：胃是有情绪的，并且和我们的情绪状态还关联很大。消化系统功能会随着我们的心理状态不同，出现不同的"情绪化"反应。胃肠道功能是受神经、内分泌系统协调支配的，对外界的刺激十分敏感。心理压力过大、情绪紧张等都容易导致胃肠蠕动减慢，胃酸分泌过多，出现腹胀、恶心、呕吐等症状。如果长期处于巨大的工作压力和精神压力之下，紧张的情绪长期得不到缓解，极容易引起神经系统和内分泌系统功能紊乱，胃也会在不安定的情绪状态下出现各种问题。

药物原因：很多朋友在生活中容易乱吃药，很多药物由于本身所具有的副作用会对胃黏膜产生明显的刺激作用，经常服用还会诱发胃溃疡。刺激类药物能够影响蛋白质代谢，增加胃液及消化酶的分泌，削弱胃的自我保护能力。阿司匹林、布洛芬等这些药物使用不当甚至还会造成胃出血或者穿孔。

😊 是的，胃病也会传染

我们在生活中常说的"胃病"，它主要包括急性胃炎、慢性胃炎和胃、十二指肠溃疡等疾病。在医学上并没有关于胃病的准确定义，所谓"胃病"是我们平常生活中的习惯说法。

我们常说到传染病，不过大多数人都不会把胃病归类到传染病的范围。其实不然，胃病也是一种"传染病"。我们所说的"胃病会传染"，并不意味着所有的"胃病"都会传染，会传染的"胃病"，也不是属于经常讲的"传染性疾病"的概念。所谓"胃病也会传染"是指感染了幽门螺旋杆菌的"胃病"。

幽门螺旋杆菌，是一种存在于胃黏膜上的细菌，这种细菌是"胃病"传染的根源，同时也是导致胃病的罪魁祸首。它也是产生慢性胃炎的主要病因，与胃癌有密切关系，不仅如此，越来越多的临床研究也表明，溃疡病的反复发作与幽门螺旋杆菌不能完全根除或者再次感染有关。

幽门螺旋杆菌感染是目前人类

> **幽门杆菌导致胃病传染**
> 幽门杆菌这种细菌是"胃病"传染的根源，同时也是导致胃病的罪魁祸首。

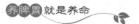

感染率最高的慢性感染菌之一。一旦感染上，幽门螺旋杆菌产生的毒素，及有毒性作用的酶能严重破坏胃黏膜，胃的保护屏障受到损害，会导致整个胃的机体产生炎症，免疫力系统也会下降，最终导致一系列胃病的产生。

预防幽门螺旋杆菌的关键是把好生活卫生这一关。幽门螺旋杆菌仅寄居于人体，人是唯一的传染源。为了防止幽门杆菌的传染，日常饮食上我们最好不要吃大锅饭，餐具及水杯最好分开使用。特别要注意口腔的卫生，早晚及时刷牙，饭后漱口。

要保证家中环境的清洁与卫生。粪便和唾液中都很容易存在幽门螺旋杆菌。因此，饭前一定要洗手，便后要洗手，这样可以及时防止幽门螺旋杆菌的传播，也可以避免其他传染病的传播。

对患有幽门螺旋杆菌的朋友，应避免与他人的亲密接触，要及时去医院采取正规的幽门螺旋杆菌治疗方法。在生活中要尽量多吃含纤维素的食品，可降低消化性溃疡与胃炎的发生率。

别将胃痛当作胃病

胃痛通常都是由于胃酸分泌过多引起的，如果胃壁的保护功能受到损伤，也会出现胃部不适的症状。但其实，除了胃及十二指肠外，我们身体的胆囊、胰腺、肝左叶以及心脏等其他器官都很贴近心窝的位置，这些器官出现问题时同样可以引起"胃痛"。

现实生活中很大一部分人因为对胃病缺乏了解，很多时候会将胃痛误以为是消化不良、胆结石等疾病。如果我们没有搞清楚具体的疼痛原因，就胡乱吃药来解决，很容易导致病情严重，甚至容易引发其他病症。下面我们就来看一下生活中比较常见的几种胃病的具体表现症状。

先来看胃痛。首先要确定胃的位置，胃位于体内的上腹部，胸骨下凹陷至肚脐上方，也就是靠近心窝处的地方。如果将肚子划分为四个部分来看，左侧靠中上的部分疼痛，最有可能是胃痛。其中，慢性胃炎是引起慢性胃痛最常见的原因，经常表现为腹痛、腹胀，在进餐后明显腹胀不时还会伴有打嗝、恶心等症状。

溃疡病引起的疼痛都在上腹部，通常疼痛会略微靠近中部或者是近左侧的位置。胃溃疡的发作与天气的变化有明显的关系，每年春季和秋季常常是高发季节。天气变冷时，溃疡病的发作会比较严重。溃疡病引起的上腹痛有周期性的变化，有的时候发作起来可持续几天甚至几周，有的时候会间隔一段时间发作。溃疡病的腹痛与饮食有一定关系，胃溃疡患者有进食—疼痛—疼痛缓解的规律。

十二指肠溃疡在上腹部靠右的位置，一般是在肚脐的右上方。与胃溃疡相比较，十二指肠溃疡患者大都有进食—疼痛缓解—疼痛的规律，这种疼痛的感觉很像是由于饥饿所引起的，患有十二指肠溃疡的朋友常常在夜间睡眠时被疼醒。

还有其他一些值得注意的其他腹痛，如右上腹疼痛可能与急慢性胆囊炎、慢性肝炎等病有关。右下腹疼痛则可能与急性阑尾炎有关。中腹部疼痛很有可能是由于静脉血栓等因素引起的。如果是下腹部疼痛则可能与急性盆腔炎、妇科炎症等有关。

为了对身体的健康负责，出现各种问题我们必须到正规的医院，让医生作出判断，必要的时候我们可以做胃镜、B超、CT等检查。

胃病不要乱吃药

为了自己的健康和脾胃安全，只有在明确诊断的基础上，选择恰当的药物，并听从医生的建议，将胃病彻底治好，才能避免胃病的进一步加重恶化。

先天性胃病，要引起你的注意

先天性胃病多以遗传为主。如果胎儿在母体中就出现某些发育障碍及异常，则会引起先天性胃病。

先天性胃病多发于婴儿期，这主要是因为胎儿在发育过程中胃的组织结构发育异常所导致的，但具

> **先天性胃病要重视**
>
> 患有先天性胃病的朋友，在平常生活中更要注意胃部的保健。除了药物上的治疗，生活习惯及饮食习惯也要更健康。

体的发病原因，现在并不明确。常见的先天性胃病主要有先天性肥厚性幽门狭窄、消化性溃疡病以及胃息肉等。先天性肥厚性幽门狭窄多为隐性遗传，多发生在家庭中的第一胎，如果一个家庭中有过一例该病患者，则其婴儿发生该病的可能性是其他家庭的 10 倍以上。

消化性溃疡病有明显的家族发病倾向，另外还具有血型遗传性。一般来讲，O 型血的人患有十二指肠溃疡病的概率比其他血型的人多 4 倍左右，患溃疡的可能性也高 2 倍左右。胃息肉是胃肠道息肉综合症的一种表现，一般没有任何症状，只有在初学或者发生梗阻时才会出现临床症状。

先天性胃病虽说不能完全治愈，但是患有先天性胃病的朋友更应该在各方面加以注意，保护自己的脾胃健康：

首先，要养成良好的饮食习惯：少吃多餐，饭只吃七分饱。早上要吃好，中午要吃饱，晚上要吃少。忌暴饮暴食。

其次，多吃清淡的食物，还要多补充粗纤维食品如芹菜、杂粮、豆类等。少吃辛辣、油炸、烟熏食物，不吃过酸、过冷等刺激性强的食物，不饮酒。

再次，要保持精神愉快和情绪稳定，避免紧张、焦虑、恼怒等不良情绪的刺激。

需要注意的是，胃病切不可长期依赖西药产品治疗，长期吃会损伤肝肾。胃病是"三分治、七分养"，只要保养好了，胃病才能完全康复。

功能性消化不良你真的了解吗？

所谓的功能性消化不良，其实就是生活中我们常常说起的消化不良，具有上腹痛、上腹胀、食欲不振、恶心、呕吐等不适症状，会持续或反复发作，病程超过一个月或在过去的十二月中累计超过十二周。

消化不良可能是胃、小肠或大肠出毛病的一个症状，患有慢性胃病、生活压力过大、情绪经常处于紧张状态等，均可能引起消化问题。如果饮食习惯不健康，吃饭时狼吞虎咽、饭后立即运动也很容易造成消化不良。

很多朋友对消化不良并没有一个准确的认识，在这里，给大家简单说一下消化不良。常见的比如会有早饱的症状，早饱是指进食后不久即有饱腹感，这会严重影响我们的食欲，也会使摄入食物的数量明显减少。容易腹胀，腹胀情况多发生于餐后。另外，早饱和腹胀常伴有打嗝、恶心等。

判断自己是否是消化不良，我们可以在家中做一个小小的测验，也就是检测胃酸，缺乏胃酸是造成消化不良的直接原因。我们可以在

缓解消化不良的食物

消化不良是很多朋友生活中会遇到的问题，遇到这种情况我们可以多吃些猪肝、三文鱼、胡萝卜，水果类可以适量多吃些荔枝、猕猴桃和杨梅。

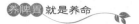

胃热时服用一汤匙的苹果醋或柠檬汁，如果这样做使胃灼感消失，那说明胃酸分泌是正常的。

患有消化不良的朋友，应保持饮食均衡。

第一，多吃富含纤维素的新鲜水果蔬菜及全麦等谷类。

第二，注意食物的搭配，牛奶最好不要与三餐同食，糖与蛋白质食物同食也不利于消化。

第三，避免进食咖啡因饮料、碳酸饮料（如可乐）、油炸食物、辛辣食物等。

第四，减少花生、扁豆及大豆的用量，它们含有一种酵素抑制剂。

加强我们胃的自身防御能力

脾胃是后天之本，是人体气血生化的关键，如果一个人的脾胃不好，那么我们身体的气血也会不足，身体得不到营养也就不会健康，因此我们应该特别注重脾胃的保养，增强脾胃的自身防御能力，脾胃好，身体才能好。

> **好的生活习惯才有好的脾胃**
> 加强胃的防御能力能够降低患胃病的概率，要想有坚固的胃部防御能力，我们首先要有好的生活习惯，起居作息有规律。饮食习惯有规律，这样才能有好的脾胃。

提高自身的肠胃功能其实并不是一件难事，只要我们在生活中能够合理地遵守好的生活规律就可以了。

首先，我们的饮食一定要有规律。现在很多朋友在饮食上往往是能糊弄就糊弄，早餐不吃，午餐随便吃一点，晚餐又吃得很晚，其实这样对脾胃的伤害非常大。想拥有良好的脾胃，饮食上一定要好好对待，每天应该定时定量吃饭，患有胃病的朋友更是要做到规律的一日三餐。

平常进食的食物最好要远离生冷、坚硬食物，最好食用营养丰富、又易于消化的松软食品，如面条、米粥等。每天早上还可以喝一杯蜂蜜水，因为蜂蜜有抑制胃酸分泌、促进溃疡愈合的功能。

其次，吸烟和饮酒要控制在合理的范围内。烟草中的尼古丁对胃的刺激作用，会使胃容物排出延迟，进而引起胃酸分泌增加，加重胃炎、胃溃疡的病情。酒中乙醇对胃黏膜有非常大的刺激作用，胃受到刺激会出现较强的收缩、扩张等运动，这极容易造成胃出血或胃溃疡部位的穿孔，以致出现生命危险。对于本身脾胃就不好的朋友来说，烟酒最好要戒掉。

最后，保持轻松自在的心态有利于好脾胃的养成。胃是否健康与精神因素有很大关系。过度的精神刺激，如长期紧张、恐惧、悲伤、忧郁等都会引起大脑皮层的功能失调，会导致神经功能紊乱，进而引发胃壁血管痉挛性收缩，诱发胃炎、胃溃疡的产生。因此，生活中我们要保持开朗乐观，精神愉快地面对每一天，善于在生活中发现美好，让身心都处于愉悦之中。

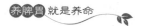

胃溃疡：反复发作小心癌变

> 胃溃疡是生活中比较常见的一种胃病，很多朋友不以为然，其实胃溃疡长期反复发作会对身体产生危害，需要及时进行修护。

胃溃疡是一种常见的消化道疾病，分为胃溃疡和十二指肠溃疡，是生活中人们比较多发的胃肠疾病之一，是消化性溃疡中最常见的一种。胃溃疡主要是指胃黏膜被胃消化液自身消化，从而造成的超过黏膜肌层的组织损伤，主要发生于食管、胃或十二指肠，也可以发生在胃与肠吻合口附近。

胃溃疡的患病原因非常多，是一种多因素疾病，病因复杂，到现今为止也没有非常明确的诊断结果，胃溃疡患者的年龄并不固定，通常来说45～55岁最多见。胃部物理和化学因素的刺激、某些病原菌的感染都可引起胃溃疡。

胃溃疡长期反复发作会对身体产生危害，患有胃溃疡的朋友容易长期上腹部疼痛，而且发作时间没有一定的规律，严重时疼痛可长达半天之多。反复的胃溃疡还能让患者食欲不振、恶心、呕吐等，长期的食欲不振，会让患者精神萎靡，影响工作与学习。

反复发作的胃溃疡还会对胃黏膜造成严重的损伤，导致胃穿孔，而胃穿孔则会引发轻微出血或者大出血，如果大出血就会导致胃溃疡患者休克甚至

腹部疼痛有可能是胃溃疡

有胃溃疡的朋友容易长期上腹部疼痛，而且发作时间没有一定的规律，严重时疼痛可长达半天之多。

死亡。胃溃疡的严重性后果之一就是恶变为癌，腹部出现包块。胃溃疡还可以在其他原发病如烧伤、重度脑外伤的基础上发病。

患有胃溃疡的朋友应该要注意多方面保养自己的身体，维护肠胃的健康。在饮食上应食用易消化、蛋白质和维生素含量丰富的食物。限制自己或者尽量少吃油煎、油炸食物以及含粗纤维较多的各种粗粮。对于那些能刺激胃酸分泌的食物，以及过甜、过酸、过咸、过热、过生、过冷、过硬等食物，胃溃疡患者更是要远离。

日常的规律生活对于脾胃的保养非常关键，尤其是胃溃疡患者更是要遵循三分治七分养的原则，胃溃疡病人生活要有一定规律，不可过于疲劳，要随时注意气候的变化。

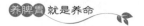

了解中医中的"胃寒"的含义

食欲不佳、消化不良、肠胃不适其实都和身体中的脾胃虚寒有关系，胃寒看似不起眼，但却对我们身体健康有着不小的影响。

胃寒，其实是中医上的名词术语。是指脾胃阳气虚衰，生冷的食物吃得过多，或身体受寒导致寒气停滞在脾胃的症候。常见的表现是胃脘疼痛，呕吐，喜欢吃热的、辣的食物，吃饭后不消化。

中医将胃寒引起的腹痛称为"胃脘痛"。中医治疗胃病和西医不同，中医将胃部不适分为胃寒、胃热。而西医所说的胃溃疡、十二指肠溃疡、慢性胃炎、胃下垂及胃黏膜脱垂等疾患均属中医"胃脘疼痛"的范畴。

胃寒的朋友，常会因天气变冷、吃了生冷的食物而引发疼痛，疼痛时伴有胃部寒凉感。许多胃病病人不敢吃冷、凉的食物，气温一下降，就会胃痛。对于脾胃虚寒的朋友平常要加强脾胃的养护。

脾虚胃寒的调养可以选用鲜姜红茶，鲜姜红茶不仅有治疗胃寒的效果，对人体的体质也有很大的改善作用。鲜姜红茶主要由鲜姜、白糖与红茶一起冲饮。鲜姜发暖，红茶也是发暖之物，长期服用可以驱散体内寒气，从而使胃寒症状缓解。

合理的膳食及食疗对脾虚胃寒也有很好的疗养作用。另外我们还可以采用鲜姜、白糖治胃寒痛。吃苹果也可缓解胃酸，当饮食不当，常泛胃酸时，吃一个或半个大苹果，胃很快舒服了。

脾虚多喝暖胃饮品

经常脾胃虚寒的朋友可以在生活中多喝一些有保健效果的热饮，例如姜茶或者热可可。需要注意的是姜茶不易在晚上的时候服用。

需要注意的是，胃寒的朋友要避免吃猕猴桃、甘蔗等食物，这些食物都会加重胃寒的症状。

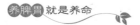

和脾相关的疾病知识

此章节意为澄清一个常见误区，中医中的"脾"和西医"脾脏"不是一个概念，不可以混淆。中医"脾"是指与营养吸收功能相关的组织系统，也是本书主讲的内容。西医"脾脏"是指机体最大的免疫器官。在该章节中收录了部分"脾脏"相关疾病，以便于大家能够更好地区分两种概念。

了解脾脏疾病

脾脏是机体最大的免疫器官，占全身淋巴组织总量的 25%，含有大量的淋巴细胞，是机体细胞免疫和体液免疫的中心。脾位于腹腔的左上方，前方有胃，后方与左肾相邻，下端与结肠脾沟相邻。

脾脏疾病虽然生活中提到较少，但还是要有具体的了解。下面我们来了解下常见的集中脾脏疾病。

脾肿大：

脾大是重要的病理体征，通常表现为腹部有肿块，而且主要集中在腹部的左侧位置。正常人的脾脏我们是没办法在肋骨下方摸到的，如果我们在仰卧位或者侧卧位还能摸到脾边缘，那么这种情况一般会认为是脾大。脾体积增大是脾异常的主要表现。脾大的原因可为两类：一类是感染性脾肿大，另一类是非感染性脾肿大。

感染性主要分为急性感染和慢性感染，急性感染如病毒感染、细菌感染，慢性感染如慢性病毒性肝炎、慢性疟疾等感染，这些都会引起脾肿大。

非感染性感染主要是指淤血如肝硬化等症，血液病如白血病等症引起的脾肿大。

对于脾肿大的诊断，还是要去医院进行。先去内科进行常规检查和肝功能试验，随后确定是不是脾肿大，脾肿大的程度、质地。脾肿大的治疗方法主要是采用手术切除脾，这样可以纠正脾肿大对人体的危害。

脾破裂：

脾脏位于左上腹，脾脏被与其包膜相连的诸韧带固定在左上腹的后方，有下胸壁、腹壁和膈肌的保护。脾脏是腹部内脏中最容易受损伤的器官，外伤暴力很容易使其破裂引起内出血。

脾破裂分为外伤性破裂和自发性破裂。如果腹部受到严重的外力打击，很容易引起脾破裂，容易撕裂其包膜和内部组织。脾破裂是车祸、运动意外、打架引起的腹外伤中最常见的严重并发症。脾破裂发生率占各种腹部损伤的 20% ~ 40%，患有疟疾、淋巴瘤等疾病的脾脏更容易损伤破裂。

检查脾破裂要及时去医院进行检查，最常见的是 B 型超声检查和 CT 检查，B 型超声检查是一种常用的无创检查，能显示破裂的脾脏，较大的脾包膜下血肿及腹腔内积血。CT 检查能清楚地显示脾脏的形态，对诊断脾脏实质裂伤或包膜下血肿的准确性很高。

脾破裂的处理原则以手术为主，不过最好还是要根据脾破裂的程度和具体的情况，采用不同的手术方式，全部或部分地保留脾脏。最常见的治疗方式就是脾修补术和部分脾切除术。

图书在版编目（CIP）数据

养脾胃就是养命 / 翟煦主编 .

-- 南昌 ：江西科学技术出版社，2015.3

ISBN 978-7-5390-5254-0

Ⅰ．①养… Ⅱ．①翟… Ⅲ．①健脾－养生（中医）

②益胃－养生（中医）Ⅳ．① R256.3

中国版本图书馆 CIP 数据核字 (2015) 第 052464 号

国际互联网（Internet）地址：http://www.jxkjcbs.com

选题序号：ZK2015011　　图书代码：D15008－101

丛书主编 / 黄利　监制 / 万夏

项目策划 / 设计制作 / 紫圖圖書 ZITO®

责任编辑 / 刘丽婷

特约编辑 / 宣佳丽　刘长娥　王琳

养脾胃就是养命

翟煦 / 主编

出版发行　江西科学技术出版社

社　　址　南昌市蓼洲街 2 号附 1 号　邮编 330009

　　　　　　电话：(0791) 86623491　86639342（传真）

印　　刷　北京嘉业印刷厂

经　　销　各地新华书店

开　　本　787 毫米 ×1092 毫米　1/16

印　　张　13

字　　数　100 千

版　　次　2015 年 3 月第 1 版　2015 年 3 月第 1 次印刷

书　　号　ISBN 978-7-5390-5254-0

定　　价　38.00 元